U0284317

守护父母健康系列

父母少生病儿女更安心

老年人疫苗接种

主 编｜傅传喜　　副主编｜顾雯雯

人民卫生出版社

·北京·

图书在版编目（CIP）数据

父母少生病，儿女更安心：老年人疫苗接种 / 傅传
喜主编. —北京：人民卫生出版社，2023.3
ISBN 978-7-117-34194-3

I.①父… Ⅱ.①傅… Ⅲ.①疫苗 – 预防接种 – 中老
年读物 Ⅳ.①R186-49

中国版本图书馆 CIP 数据核字（2022）第 250790 号

父母少生病，儿女更安心——老年人疫苗接种
Fumu Shao Shengbing, Ernü Geng Anxin——Laonianren Yimiao Jiezhong

主　　编	傅传喜
出版发行	人民卫生出版社（中继线 010-59780011）
地　　址	北京市朝阳区潘家园南里 19 号
邮　　编	100021
E - mail	pmph @ pmph.com
购书热线	010-59787592　010-59787584　010-65264830
印　　刷	北京顶佳世纪印刷有限公司
经　　销	新华书店
开　　本	889×1194　1/32　　印张：5
字　　数	55 千字
版　　次	2023 年 3 月第 1 版
印　　次	2023 年 4 月第 1 次印刷
标准书号	ISBN 978-7-117-34194-3
定　　价	46.00 元

打击盗版举报电话	010-59787491	E- mail	WQ @ pmph.com
质量问题联系电话	010-59787234	E- mail	zhiliang @ pmph.com
数字融合服务电话	4001118166	E- mail	zengzhi @ pmph.com

编写委员会

主 编　**傅传喜**

副主编　**顾雯雯**

编 委　（以姓氏汉语拼音为序）

　　　　傅传喜　浙江中医药大学

　　　　顾雯雯　杭州市疾病预防控制中心

　　　　郝晓宁　国家卫生健康委卫生发展研究中心

　　　　李 静　四川大学

　　　　刘 娜　中国疾病预防控制中心

　　　　裴 森　哥伦比亚大学

　　　　孙彩军　中山大学

　　　　魏 晟　华中科技大学

　　　　吴 涛　北京大学

　　　　吴 婷　厦门大学

　　　　杨 娟　复旦大学

摄 影　**傅传喜**

疫苗是人类文明得以延续和发展壮大的坚强护盾。

疫苗是人类同各种病原体的斗争中屡立奇功的"战士"。

侯云德

2022.11.16.

侯云德

中国工程院院士　医学病毒学专家

关爱老人

　　积极普及科学防疫知识

　　　　北京大学衰老研究中心　童坦君

　　　　　　　　2022年 初冬

童坦君

中国科学院院士　生物化学家

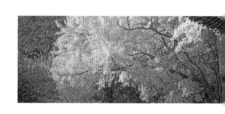

　　人口老龄化是社会发展的必然趋势，追求健康和长寿，是我们中华民族文化中不可缺失的基因，也是每个家庭的老人和儿女的共同愿望。我国已进入老龄化社会，老年人群健康水平的提升是落实积极应对人口老龄化战略与健康中国国家战略的重要举措之一。习近平总书记多次强调"把积极老龄观、健康老龄化理念融入经济社会发展全过程"，并在党的二十大报告中着重提到了"推进健康中国建设""实施积极应对人口老龄化国家战略"。所以，我们要树立积极的健康的老龄观，不要被动地等到人老了，一身病了，失能失智了，才去管，才去治，为时已晚。虽然衰老是一个自然发展的过程，但我们要关口前移，主动把生命全周期管起来，主动维持老年人健康，保持自立自强自理的能力，让儿女们工作安心，让老人体现自身的价值，在为家庭社会作贡献的同时也在快乐自己！

　　基于此，"守护父母健康系列"图书应运而生，首批出版发行的图书有《父母懂营养，儿女更安心——老年人合理膳食》《父母不跌倒，儿女更安心——老年人防跌倒》《父母少生病，儿女更安心——老年人疫苗接种》《父母牙齿好，儿女更安心——老年人口腔保健》。丛书围绕老年人群的身体与心理特点，将日常易忽视且高发的影响健康的危险因素提炼出来，由医学相关学科的专家们以通俗易懂的科普形式教大家如何去防范，如何维持老年人的功能和健康。未来还会有针对老年人群慢病防治、健康管理等方面的系列图书出版。

　　本系列图书的出版与时俱进，在我国步

入老龄化的今天，可唤起社会及家庭关注老
年人的健康风险并提高防范意识，把促进积
极老龄观、健康老龄化的理念融入广大人民
群众的思想意识中，融入敬老孝老助力建设
幸福家庭生活中，造福于老年人，为推进健
康中国建设助力！

中国老年医学学会会长

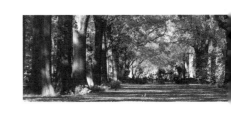

　　中国正在快速进入老龄化社会，预计到2025 年，中国 60 岁及以上老年人口总量突破 3 亿；2035 年超过 4 亿，占总人口的30% 以上，中国将进入重度老龄化阶段。随着年龄增长，老年人器官机能减弱，机体免疫力下降，识别和清除病原体的能力不足，容易感染病原体而患传染病。与中青年比，老年得病后更容易发生重症，引发各种并发症甚至死亡，这会对个人、家庭和社会都造成极大的负担。

　　接种疫苗是预防传染病发生最有效、经济的手段之一。疫苗的作用是非常巧妙的，如果我们把接种疫苗比作军事演习，疫苗扮演"敌方"进入到人体，对我们的免疫系统进行训练。当真正的病原体来临时，我们的免疫系统会瞬间激发起成千上万倍的抗体进行抵御，从而消灭真正的入侵之敌。很多老年人会患有至少一种慢性疾病，接种疫苗能有效减少传染病的发生，大大降低重症和死亡的风险，还可促进慢性疾病的健康管理。接种疫苗于老年人是"利己利人"的行为，是新型的健康生活方式。

傅传喜教授在疫苗领域研究深耕多年，出版了我国首部疫苗学教材，并积极投身科普宣传。《父母少生病，儿女更安心——老年人疫苗接种》由人民卫生出版社发行，以通俗易懂的语言介绍了老年人常见的疫苗和预防接种知识。我相信该书将有助于老年人树立积极主动的预防接种观念，助力健康长寿。

冯子健

中华预防医学会常务副会长兼秘书长

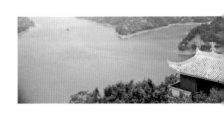

　　人们普遍认为接种疫苗只是孩子的"专利"，其实，预防接种应当贯穿我们的整个生命周期。与中青年比，老年人因为免疫功能低下，更容易感染病原体，会发生重症和多种严重的并发症，因此老年人更有必要接种疫苗以预防疾病。

　　本书以通俗翔实的语言，从疫苗的历史、价值和研发生产谈起，向老年朋友系统介绍了四种常见疫苗：流感疫苗、肺炎球菌疫苗、带状疱疹疫苗和新冠肺炎疫苗，以及接种疫苗的各种注意事项。

　　中国传染病综合防控技术体系总设计师侯云德院士，开创衰老基础研究先河的童坦君院士，他们分别是传染病和衰老领域的杰出科学家。两位前辈对本书的撰写给予了关注，并欣然题词。感谢中国老年医学学会会长范利教授、中华预防医学会常务副会长兼秘书长冯子健教授为本书作序推荐。

希望读到此书的老年朋友树立积极正确的预防接种观念，让本书陪伴自己走上健康长寿之路。

傅传喜

2023 年初春

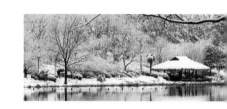

目录

第一讲 ## 什么是疫苗

第一课　浅谈什么是疫苗　　　　　　002

第二课　疫苗的发展史　　　　　　　003

第三课　疫苗的分类　　　　　　　　010

第四课　疫苗是怎样起保护作用的　　013

第五课　疫苗的研发与生产　　　　　015

第六课　疫苗质量监管　　　　　　　019

第二讲 ## 老年人与疫苗

第一课　老年人需要接种疫苗吗　　　024

第二课　可以去哪儿接种疫苗　　　　027

第三课　接种疫苗前后注意事项　　　029

第四课　接种疫苗后的不良反应　　　　033
第五课　正确认识疫苗效果　　　　　　038

第三讲　流感疫苗

第一课　流感是什么疾病　　　　　　　042
第二课　流感对老年人的危害　　　　　045
第三课　流感疫苗的介绍　　　　　　　048
第四课　流感疫苗的有效性和安全性　　049
第五课　流感疫苗接种建议　　　　　　051
第六课　流感疫苗接种注意事项　　　　054
第七课　流感疫苗常见问答　　　　　　055

第四讲　肺炎球菌疫苗

第一课　肺炎是由什么引起的　　　　　062
第二课　肺炎链球菌感染给老年人
　　　　带来的危害　　　　　　　　　065
第三课　肺炎球菌疫苗的介绍　　　　　066

第四课　肺炎球菌疫苗的有效性和安全性　068
第五课　肺炎球菌疫苗接种建议　070
第六课　肺炎球菌疫苗接种注意事项　072
第七课　肺炎球菌疫苗常见问答　074

第五讲　带状疱疹疫苗

第一课　带状疱疹是什么疹　078
第二课　带状疱疹对老年人的危害　081
第三课　带状疱疹疫苗的介绍　084
第四课　带状疱疹疫苗的效果和安全性　085
第五课　带状疱疹疫苗接种建议　087
第六课　带状疱疹疫苗接种注意事项　090
第七课　带状疱疹疫苗常见问答　091

第六讲　新冠病毒疫苗

第一课　什么是新型冠状病毒感染　096
第二课　新冠病毒感染对老年人的危害　099

第三课　新冠病毒疫苗介绍　101

第四课　新冠病毒疫苗的效果和安全性　103

第五课　新冠病毒疫苗接种建议　106

第六课　新冠病毒疫苗接种注意事项　108

第七课　新冠病毒疫苗常见问题　110

第七讲　慢性病人群接种建议

第一课　心脑血管疾病　114

第二课　2 型糖尿病　118

第三课　慢性呼吸系统疾病　122

第四课　免疫功能低下疾病　128

附录　老年人及慢性病人疫苗接种建议文件　134

什么是疫苗

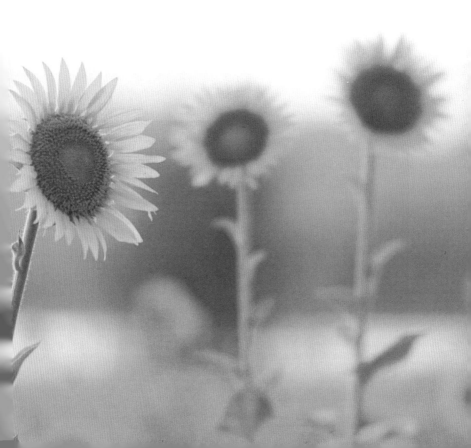

第一课　浅谈什么是疫苗

各位老年朋友们都知道，接种疫苗可以预防传染病。那么到底什么是疫苗呢？

世界卫生组织（WHO）指出，疫苗是一种能提高对特定疾病免疫力的预防性生物制品，通常含有类似致病微生物成分，包含已减弱毒性或灭活的病原体，或其毒素及表面蛋白等。

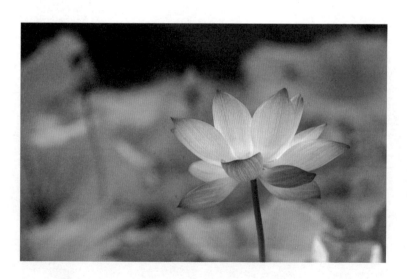

根据《中华人民共和国疫苗管理法》的定义，疫苗是指为预防、控制疾病的发生、流行，用于人体免疫接种的预防性生物制品。

说得通俗一些，疫苗就是接种后能使我们身体产生对某种疾病抵抗力的生物制品。

第二课　疫苗的发展史

疫苗是怎么诞生的呢？疫苗是在千百年来人类与传染病不断地斗争中发明和发展出来的，是人类智慧的结晶。

一、疫苗的出现

说起疫苗不得不提"天花"这个疾病，不知各位老朋友听说过没有，这是一种极具传染性的疾病，数千年来夺走了上亿人的生命。

得了天花后会出现头痛、恶心等症状，并出现各种疱疹和脓疱，等脓液渗出后开始结痂。天花的病死率很高，据统计近 1/3 的感染者会死亡，即使存活下来也会在身上、脸上留下瘢痕（疤痕）。

在公元 900—1000 年，我国古人发现，接触过天花痂的人可以免于感染天花或病情较轻，于是便有了"种痘"，这就是早期疫苗的雏形。

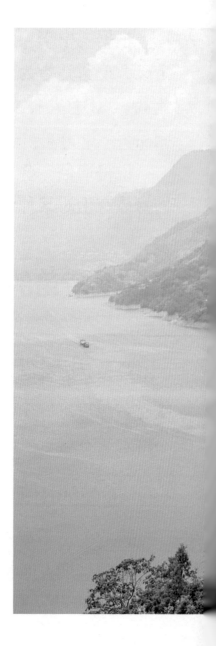

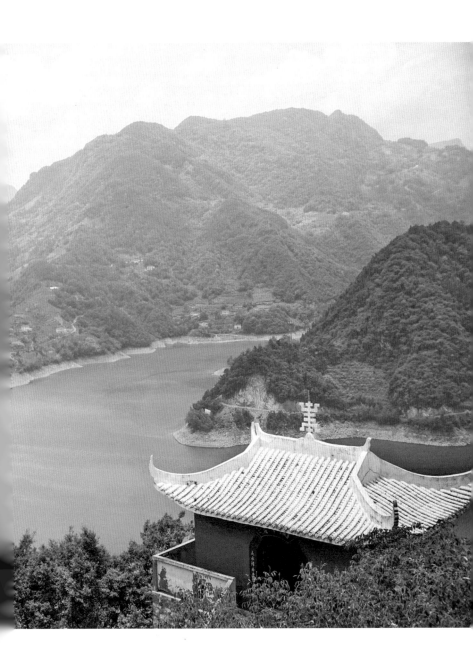

唐朝和宋朝时已有接种人痘的记载，如董正山在《牛痘新书》（1884年）中，记录了"自唐开元年间，江南赵氏开始转鼻苗之法"。

明代《种痘十全》（1628年）和清代朱纯嘏在《痘疹定论》（1713年）中，都有宋真宗时期（997—1022年）峨眉山人给丞相王丹之子王素种痘的记载。

清政府组织编写的医学著作《医宗金鉴·幼科种痘心法要旨》（1742年）中，记录了用三种人痘预防天花的方法：痘浆法、痘衣法及痘痂法，这表明人痘法预防天花已得到官方认可并用于疾病预防。

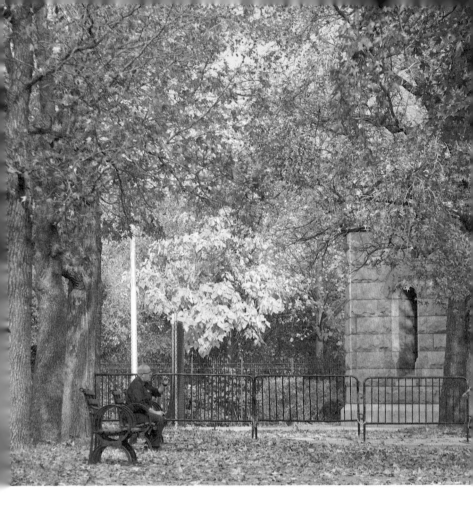

　　放眼全球，在 1796 年，一名叫爱德
华·詹纳（Edward Jenner）的英国乡村医
生，发现把牛感染的天花痘疹经处理后感染
人类，能有效预防天花，之后根据这个原理
发明了以牛痘为基础的天花疫苗，也是人类
最初的疫苗。

二、疫苗的发展

随着科技水平的发展，疫苗研制水平也在不断地更新换代。

十七世纪后期，科学家发明了显微镜，发现了微生物，通过对微生物的探索，发明了减毒活疫苗和灭活疫苗，疫苗研制正式从经验制苗转变为科学制苗。

进入二十世纪，随着分子生物学、生物细胞学等学科的发展，疫苗研制上升到分子水平。在这一时期，利用细胞培养技术，发明了脊髓灰质炎疫苗，挽救了成千上万的生命。

到了二十一世纪，基因学得到了迅速发展，科学家从遗传学的角度利用新技术研发疫苗，如重组人乳头瘤病毒疫苗（HPV 疫苗），就是通过基因重组技术制成的可预防癌症的疫苗。

新冠病毒感染流行以来，包括 mRNA 技

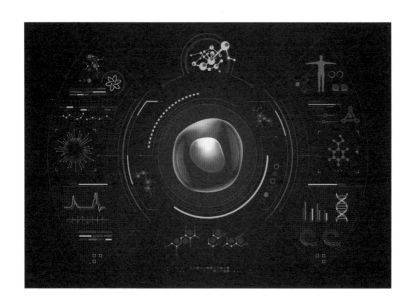

术在内的各种新型技术用于新冠病毒疫苗的研制和生产，人类进入一个全新的疫苗时代。

三、疫苗的展望

　　科学在不断进步，疫苗研发也在不断创新。人类最终能否通过疫苗这个武器战胜所有疾病，我们暂且不知。但是科学家们正在不断努力研发更多的疫苗，如艾滋病疫苗、阿尔茨海默病（我们常说的"老年痴呆症"）

疫苗等。相信在不久的将来，有越来越多的疾病可以通过注射疫苗预防，为人类的健康筑起坚固的屏障。

第三课 疫苗的分类

疫苗根据不同属性可以分为不同种类。

1. 根据成分性质，疫苗可以分为减毒活疫苗和非减毒活疫苗

减毒活疫苗指的是将病原体（包括细菌或病毒）的毒力减弱并制成疫苗，进入人体后可产生一个类似于自然感染但又不至于出现感染症状的过程，从而使身体产生保护作用，预防疾病。

非减毒活疫苗包括灭活疫苗、类毒素疫苗、亚单位疫苗、基因工程疫苗等，这些疫苗中的病原体不带毒力，依靠病原体的组织

或者蛋白等成分刺激身体产生抗体。

2. 根据是否付费，可以分为免疫规划疫苗和非免疫规划疫苗

免疫规划疫苗指的是国家规定的有义务接种的疫苗，也就是人们常说的"免费疫苗""一类疫苗"。通常指的是小朋友们接种的免费疫苗，如卡介苗、乙肝疫苗、百白破疫苗等。

非免疫规划疫苗是对免疫规划疫苗的补充，也就是常说的"自费疫苗""二类疫苗"，可以替代免疫规划疫苗（比如非免疫规划疫苗中的乙脑灭活疫苗可以替换免费疫苗中的乙脑减毒活疫苗），也可以超出免疫规划疫苗范围（比如流感疫苗、肺炎疫苗，这些疫苗预防的疾病在免疫规划中是没有的），需自愿自费接种。

老年朋友接种的疫苗一般来说属于非免疫规划疫苗。不过我国部分省市和地区会为

老年朋友提供免费接种服务，接种的疫苗由当地政府买单。如浙江省开展 70 岁以上老年人免费接种流感疫苗民生项目，浙江户籍的 70 岁以上老年人均可免费接种流感疫苗。

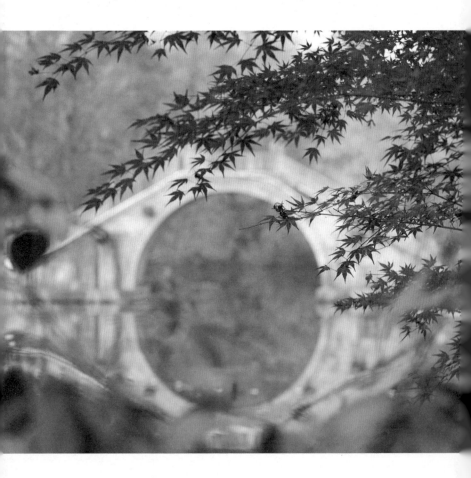

3. 根据接种途径，疫苗还可分为以下几种

注射用疫苗（绝大多数疫苗）、口服用疫苗（如减毒脊髓灰质炎疫苗即糖丸）、划痕用疫苗（如炭疽疫苗）、喷雾用疫苗（如流感减毒活疫苗）。

第四课 疫苗是怎样起保护作用的

如果把人体想象成一块阵地，病原体（如细菌、病毒）是入侵的敌人，那么我们的免疫系统就是战士，能够消灭敌人保家卫国。

当病原体侵入人体时，人体内的"排头兵"——非特异性免疫细胞，如 NK 细胞、朗格汉斯细胞等，就会立即上前，吞噬、消

灭病原体。但是，有时候入侵的病原体太多，并且在人体内不断复制，非特异性免疫细胞消灭不完，于是就携带着它们到人体更深入的地方——淋巴结，让淋巴结中的"主力军"——特异性免疫细胞，也就是我们常说的T淋巴细胞和B淋巴细胞消灭病原体。大多数情况下，B淋巴细胞是主力，在T淋巴细胞的协助下，产生抗体和记忆细胞。抗体就像是"冲锋兵"，和病原体结合，消灭病原体。记忆细胞则是"文艺兵"，能够记住病原体的样子，如果下次病原体再进入体内就能快速激发人体产生抗体，迅速高效地消灭病原体。

所以，接种疫苗就相当于给免疫系统提前做了一次军事演习。科学研究表明，初次接触抗原后1个月左右，体内抗体水平达到高峰，但是接种疫苗后再次接触抗原，只需1周左右时间抗体水平即达到高峰，并且产

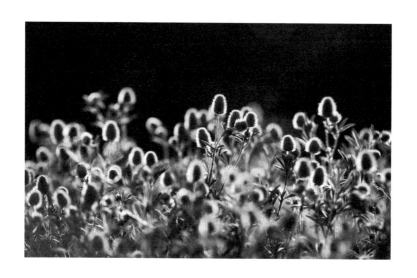

生的量比首次接触要高得多，持续时间也长得多，这样免疫系统就能迅速高效地消灭病原体，避免疾病的发生。

第五课 疫苗的研发与生产

　　疫苗是一种生物制品，用于预防疾病发生。所以，疫苗从研发到生产都经过了复杂又严苛的过程。

一、疫苗研发

疫苗研发是一个从无到有的过程，需要严格规范的步骤，一般会经过漫长的时间。

1. 第一阶段

第一阶段是搞清楚病原体是如何和免疫系统相互作用的。一般通过试管实验或动物实验，确定细菌或病毒的哪一个部分会刺激

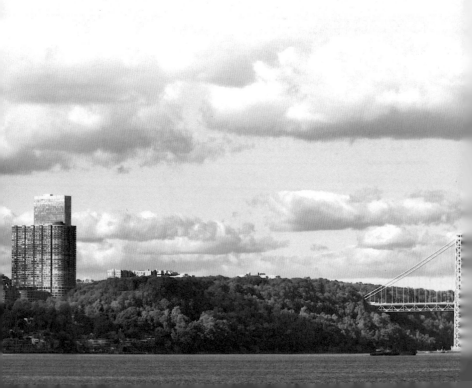

免疫系统产生保护作用，明确抗原部分。

2. 第二阶段

第二阶段则进入正式研发，大致分为以下几个步骤。

（1）临床前实验：通过动物实验完成，研究疫苗如何在人体内发挥作用，确定疫苗安全的初始剂量。

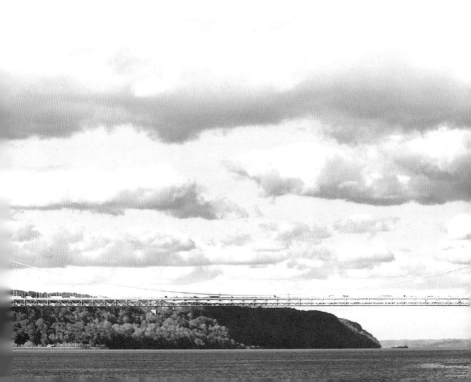

（2）Ⅰ期临床试验：20～30人的小范围成年志愿者接种疫苗，观察疫苗的安全性和临床耐受性。

（3）Ⅱ期临床试验：几百名成年志愿者接种疫苗，证明疫苗的安全性和激发免疫应答的能力。

（4）Ⅲ期临床试验：规模更大，进一步评价疫苗的安全性和有效性。

一般达到Ⅲ期临床试验的标准，疫苗就可以申请上市了。上市后还要继续进行Ⅳ期临床试验，即上市后疫苗在常规使用的状态下，监测其安全性、有效性和质量。

当然，疫苗研发远远不止这些，还包括疫苗研制策略选择、宿主细胞选择、确定配方、疫苗工艺开发、检定方法研究等步骤，并且必须通过国家监管机构一系列的严格审批才能算研发成功。

二、疫苗生产

疫苗中起核心作用的部分就是抗原，所以疫苗生产需要经过从病原体中获得抗原、抗原分离和纯化、疫苗配制等过程。当然，小小的一支疫苗也不只是抗原，还可能包括佐剂、防腐剂、抗生素、稳定剂等多种物质，加入这些物质是为了疫苗具有更好的效果和稳定性。请您放心，每一种物质在疫苗中的含量都受到国家标准的严格控制，不会损害我们的健康。

第六课　疫苗质量监管

中国对疫苗有严格的监管体系，贯穿于疫苗研发和生产的各个步骤。

1. 上市前审批

疫苗在上市之前必须通过国家药品监督

管理部门批准，获得药品注册证书，而且每批产品在上市前还必须经过监管机构的签发。

2. 药品生产质量管理规范（GMP）认证

疫苗的生产必须符合药品生产质量管理规范，从生产硬件、软件、人员等多方面保证疫苗质量。

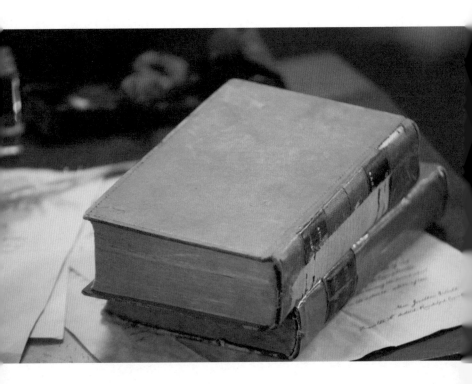

3. 批签发

每批疫苗在销售或进口时，经国家药品监督管理部门指定的批签发机构按照相关技术要求进行审核、检验。检验不合格或审核不被批准者，不得上市或进口。

4. 监测检查

国家相关部门对疫苗进行常规监督检查、GMP 跟踪检查、飞行检查（在事先不通知的情况下进行检查）、专项检查、境外检查、国家评价性抽查等。

总而言之，国家从疫苗最开始研发到最终接种到人体的各个环节都制定了严格、全面的标准，检查制度贯穿整个疫苗研发生产及接种全过程，确保疫苗接种的安全性和有效性。

第二讲

老年人与疫苗

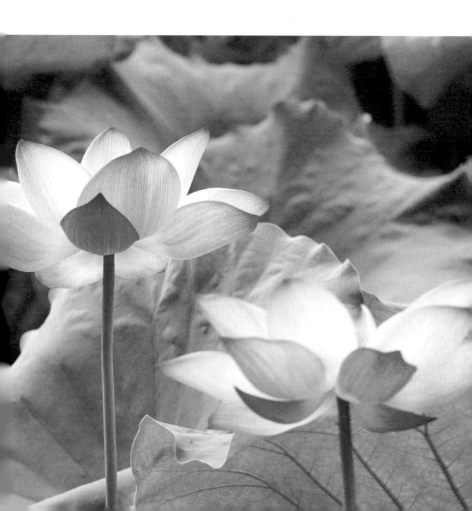

第一课　老年人需要接种疫苗吗

老年朋友们，你们知道预防传染病最经济、最有效的方法是什么吗？答案是接种疫苗！据世界卫生组织（WHO）估算，通过接种疫苗每年可以避免 200 万～300 万人死亡。历史表明，在降低人类死亡率和促进人口数量增长上，除安全饮用水外，疫苗的作用最重要。

有些朋友可能会说，接种疫苗是儿童的事儿。的确，儿童因为身体发育还不完善，容易受到病原体的侵袭，需要接种疫苗。但实际上，除了儿童，成年人也需要接种疫苗，特别是老年人，更需要疫苗的保护！

随着年龄的增长，人到了老年之后，会发现自己越来越容易感冒，糖尿病、高血压、心脏病等慢性病也开始出现，这主要和老年人新陈代谢逐渐减退，免疫系统功能开始下降有关。另外，老年人往往伴有营养不良的情况，抗生素耐药问题也相对严重。所以老年人一旦感染病原体，原有的慢性病可能会加重，并引起并发症，后果往往很严重，甚至可能造成死亡，给生活和家庭带来严重影响。

因此，老年朋友们接种疫苗非常必要！接种疫苗能有效预防疾病，并能大大降低发生并发症的风险。接种疫苗还能通过预防感染减缓老年人慢性病的进展，降低慢性病并发症导致的不良后果。

我国许多疾病防治相关指南对老年人，尤其是老年慢性病患者的常见传染病的疫苗接种进行了推荐。2019 年 7 月健康中国行动推进委员会印发的《健康中国行动（2019—2030 年）》，建议慢性呼吸系统疾病患者和老年人等高危人群主动接种流感疫苗和肺炎球菌疫苗（简称"肺炎疫苗"）。2019年，国家卫生健康委办公厅发布《老年失能预防核心信息》，建议老年人注射肺炎疫苗和带状疱疹疫苗，流感流行季前接种流感疫苗。

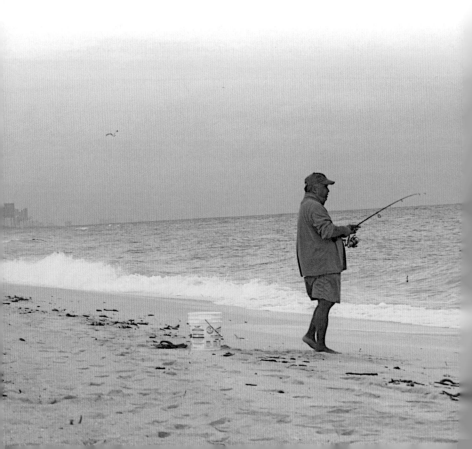

第二课　可以去哪儿接种疫苗

老年朋友们可以去哪儿接种疫苗呢？根据《中华人民共和国疫苗管理法》，疫苗由疫苗上市许可持有人（生产企业）供应到疾

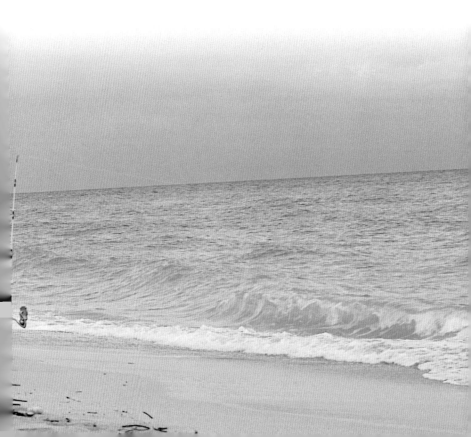

病预防控制中心（简称"疾控中心"），然
后由疾控中心供应到接种单位。疾控中心以
外的单位和个人不得向接种单位供应疫苗，
接种单位也不能接收除疾控中心以外的单位
和个人供应的疫苗。

　　所以老年朋友们一定要去正规的医疗接
种单位接种疫苗，常见的有社区卫生服务中
心、卫生院、医院等。具体可咨询当地疾控
中心或卫生行政部门。

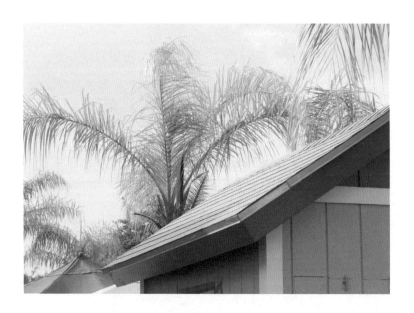

第三课 接种疫苗前后注意事项

老年朋友们在接种疫苗前后需要做一些什么准备呢?

一、接种前注意事项

1. 如果有预防接种证请务必携带,每次接种疫苗后接种信息都会登记在上面,打了什么疫苗,什么时候打的,一目了然。

2. 建议接种前一天洗澡,接种当天换上柔软宽松的衣物,容易穿脱,既便于打针,也不会摩擦针眼处的皮肤。

3. 如果有生病、过敏或者出现身体不适的现象,在接种前务必告知接种医生,或者提前向相关部门人员咨询。

4. 如果需要,可在家人陪护下前往接种点接种疫苗。

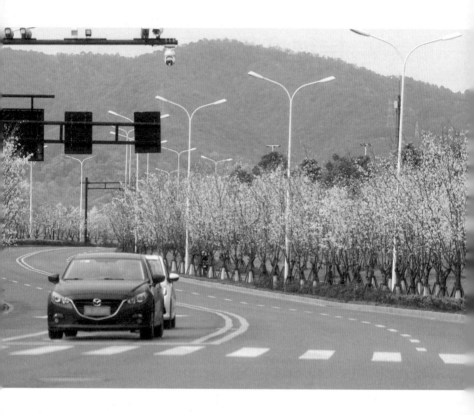

二、接种时的注意事项

1. 在接种过程中应配合接种医生，如实告诉医生自己的健康状况。

2. 应避免在饥饿状态下接种疫苗，防止因低血糖而导致出现头晕、心悸等症状，影响疫苗接种。

3. 接种疫苗后用棉签按住针眼几分钟，等不出血了再放开棉签，不要揉搓接种部位。

三、接种后注意事项

1. 在接种场所留观 30 分钟！留观 30 分钟！留观 30 分钟！千万不可以立即离开！

接种疫苗后一些严重的不良反应，如过敏性休克，虽然发生率极低，但一旦发生需及时抢救。接种现场有医务人员和急救药品，能第一时间给予抢救，最大程度降低风险。所以大家一定要在接种现场留观 30 分钟。

2. 接种后要适当休息，多喝水，注意保暖。不要揉搓接种部位，防止局部感染。另外，接种之后尽量不要吃容易过敏的鱼、虾等海鲜以及会引发自己过敏的食物，否则很难判断是由饮食还是接种疫苗引起的过敏。

3. 有些老年朋友在接种疫苗后的 2 ~ 3 天内可能会出现轻微发热、局部红肿、食欲不振等现象，这些是接种疫苗后的常见反应，一般 2 ~ 3 天内会自行消失，不用担心。如果症状逐渐加重或者未减缓，要及时和接种医生联系，并且及时到医院就诊。

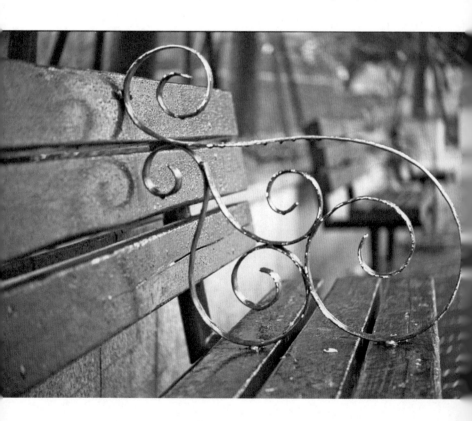

第四课　接种疫苗后的不良反应

接种疫苗以后是否会出现不良反应呢？这肯定是老年人朋友们最关心的问题。老年朋友们可能会想，我现在年纪大了，身体素质下降，是不是接种疫苗后更容易出现不良反应呢？

其实，任何人接种疫苗都有可能出现不良反应。疫苗进入人体后，会在身体内和免疫系统相互反应，有些反应大了就会出现发热、身体不适，接种部位红、肿、热、痛等各种反应，只是这些反应因人而异，程度不一。

一、常见的不良反应有哪些

常见的不良反应可分为局部反应和全身反应。

1. 局部反应一般发生在接种部位，比如接种部位红、肿、热、痛等。

2. 全身反应包括发热、没有食欲、全身乏力等。

根据严重程度，不良反应又可分为一般反应和异常反应。

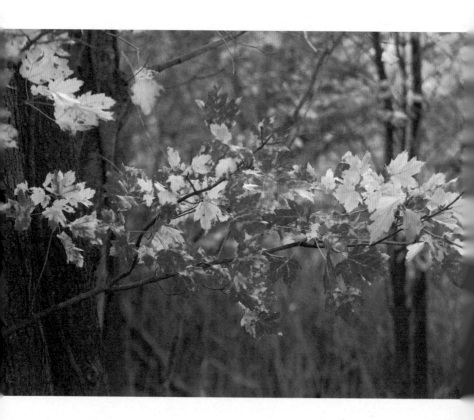

1. 一般反应是一过性的，不会引起不可恢复的身体损害，也没有后遗症，如全身乏力、没有食欲，或者接种部位红、肿、热、痛等。

2. 异常反应相对严重，如过敏性休克、系统性红斑狼疮等。发生异常反应的概率是极低的，一般来说是十万分之几的发生率，而严重的异常反应更加少见，老年朋友们不用惊慌，更不能因噎废食不去接种疫苗。

二、如果在接种疫苗后发生不良反应要怎么做

首先，老年朋友们不要惊慌，对于疫苗的一般反应不需要做任何处理，在 2 ~ 3 天内会自行消退，适当休息，多喝水。如果局部的红、肿、热、痛比较严重，可以用毛巾热敷（注意温度，不要烫伤），每天数次，每次 10 ~ 15 分钟，可以帮助缓解红肿和疼

痛。如果症状没有好转，或者越来越严重，请及时与接种门诊医生联系或到医院就诊，以便查明原因，及时治疗。

极少一部分人接种疫苗后可能会出现较严重的不良反应，可能是对疫苗中的某些成分过敏，又或是某些情况不适合接种疫苗。因此，在接种疫苗之前请务必告知接种医生，自己的健康状况、是否过敏等，以便接种医生判断是否适合接种疫苗。

在这里，还要和老年朋友们介绍一个医学名词——偶合症。

什么是偶合症？就是在接种疫苗前人体已经处于某种疾病的潜伏期，恰好在接种疫苗后表现出症状，这和疫苗本身无关，这种情况就叫作偶合症。换句话说，不打疫苗也会出现这个疾病，只是刚好打了疫苗，让人错误地觉得是接种疫苗导致的。举个例子，接种流感疫苗之前已经感染了流行性感冒病

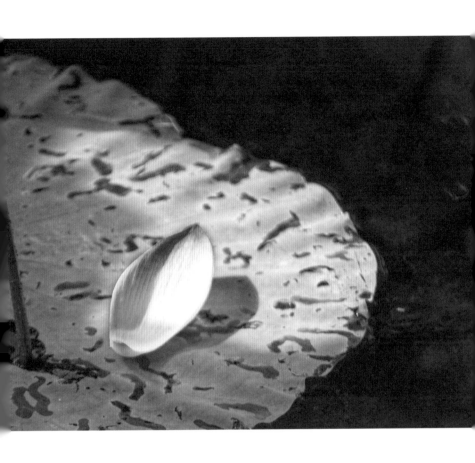

毒，接种后出现了流感症状，就会让人误以为是由接种流感疫苗引起的流感。

　　偶合症往往会让人忽略症状表现的真正病因，容易让人联想是由疫苗引起的。所以当接种疫苗后出现身体不舒服时，请务必及时到医院就医，查明真正的病因，千万不要以为是疫苗引起的而错失最佳治疗时机！

第五课 正确认识疫苗效果

一、老年人接种疫苗到底有没有效果

答案当然是有效！老年人接种疫苗没有效果可能出于以下几个原因。

1. 疫苗保护率不是 100%。大多数疫苗保护率在 80% 以上，也就是说接种疫苗能避免多数的感染，但还会有很低感染概率。

2. 随着年龄的增长，老年朋友的免疫系统功能逐渐下降，疫苗产生的作用也逐渐减弱，会出现免疫失败的可能。

3. 有些疫苗，如 23 价肺炎疫苗，只能预防由 23 种肺炎链球菌引起的肺炎，对其他病毒、支原体等引起的肺炎是没有效果的。

二、既然有效率不是 100%，为何还推荐老年朋友接种疫苗呢

当然要推荐老年朋友接种疫苗了！

1. 接种疫苗能大大降低感染疾病的风险。老年人身体素质逐渐下降，感染疾病的后果往往比较严重，接种疫苗能有效降低感染风险。

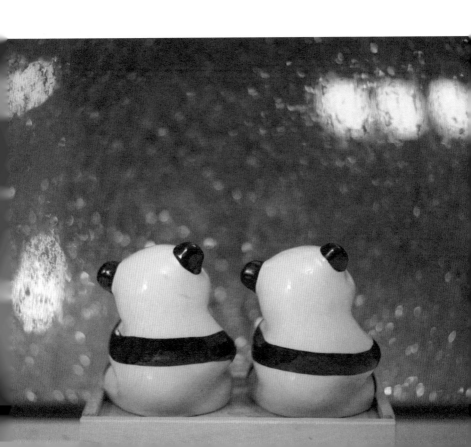

2. 大量研究表明，即使老年人在接种疫苗后没有产生理想的效果，患了相关传染性疾病，但接种疫苗后的感染症状往往比不接种的人轻得多，对身体的危害程度也小得多。另外，如流感疫苗和新冠病毒疫苗，接种疫苗后可大大降低感染导致的重症率和死亡率，往往具有很好的效果。

3. 目前抗生素耐药问题较为突出，老年人的耐药问题也日益严重，可能会出现一旦生病无药可治的情况，因此接种疫苗更显得尤为重要。

俗话说得好，防患于未然，预防永远大于治疗，切勿怀着侥幸心理，觉得自己一定不会得病。我们需要科学、理智地看待疫苗，相信科学，保卫健康。

流感疫苗

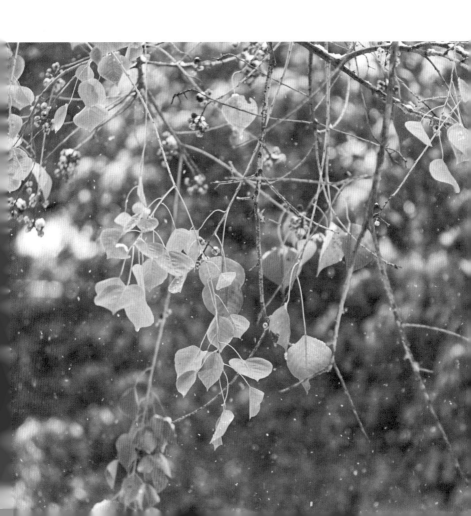

第一课　流感是什么疾病

流行性感冒（简称"流感"）是由流感病毒引起的急性呼吸道传染病。

一、临床症状

流感的症状和许多呼吸道传染病很像，一般会引起发热（部分病例可出现高热，达 $39 \sim 40℃$ ），伴有畏寒、寒战、头痛、肌肉

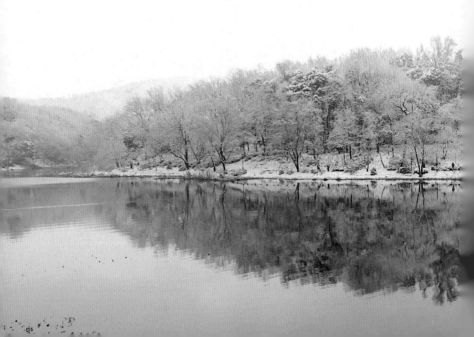

关节酸痛、极度乏力、食欲减退等全身症状，另外还常常有咽痛、咳嗽，可有鼻塞、流涕、胸骨后不适、颜面潮红、结膜轻度充血，也可有呕吐、腹泻等症状。

1. 轻症流感常与普通感冒表现相似，但发热和全身不适的症状更加明显。

2. 重症病例可出现病毒性肺炎、继发细菌性肺炎、急性呼吸窘迫综合征、休克、弥漫性血管内凝血、心血管和神经系统等肺外表现及多种并发症。流感的并发症对人体

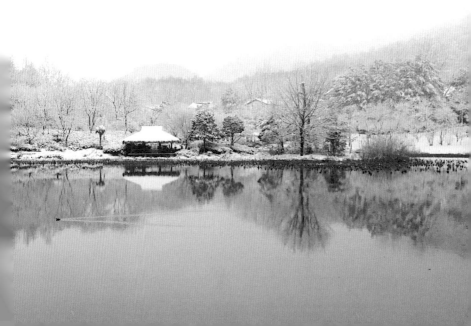

健康会带来极大危害。

二、传染源

流感患者和无症状感染者是季节性流感的传染源。

什么是无症状感染者？通俗来说就是病毒进入人体后，仅引起了身体的免疫应答，不引起或只引起轻微的组织损伤，不显出任何症状、体征。

三、传播途径

流感病毒主要通过打喷嚏和咳嗽等传播，也可经口腔、鼻腔、眼睛等黏膜直接或间接接触传播。

流感病毒的潜伏期一般为 1～4 天（平均 2 天），从潜伏期末到发病的急性期都有传染性。老年人免疫功能低下，病毒清除能力较年轻人弱，排毒时间会更长。

四、易感人群

没有流感免疫力的人群都容易得流感。特别是 60 岁以上的居家老年人、6 月龄～5 岁儿童、慢性病患者都是感染流感的高风险人群。

第二课　流感对老年人的危害

流感对老年朋友的危害很大，老年人一旦得了流感，会对健康和生活带来极大的影响。

一、对健康的影响

首先，老年朋友身体机能下降，抵抗力也下降，较其他人群更容易得流感。

其次，因为老年朋友抵抗力下降、可能存在营养不良、肺功能减退等情况，得了流感后，更容易引起严重并发症，如病毒性肺炎、继发性细菌性肺炎、脑炎、心肌炎等，并且可以使原有的慢性疾病急性加重。在多重打击下，老年朋友得了流感后可能更需要急诊、住院治疗，如果不及时救治甚至导致死亡。

因此，老年朋友是流感病毒感染的高危人群，流感在老年人中具有高住院率及高病死率的特点。

二、对经济产生的负担

60 岁以上老年人的流感相关住院经济负担高于其他年龄人群。因为老年人得了流感后容易出现严重并发症，更需要急诊甚至住院治疗，医疗费用大大增加。再加上老年人需要额外看护，生病后的费用普遍较高。

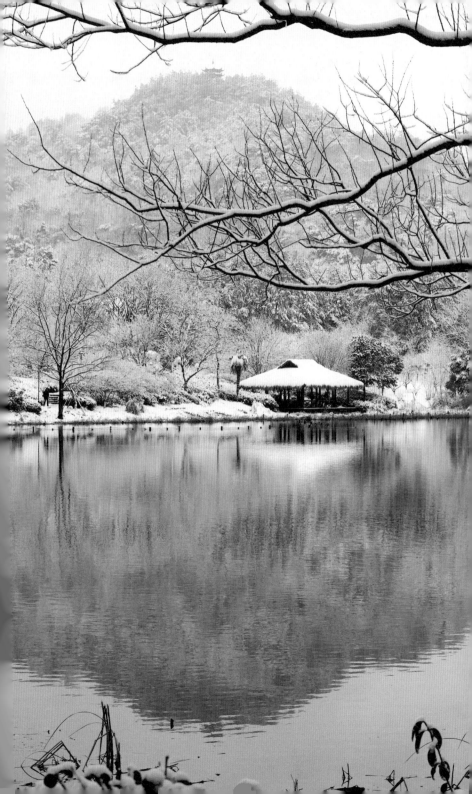

第三课 流感疫苗的介绍

每年接种流感疫苗是预防流感最经济有效的措施。2019 年 7 月，健康中国行动推进委员会制定印发了《健康中国行动（2019—2030 年）》，明确提出儿童、老年人、慢性病患者的免疫力低、抵抗力弱，是流感的高危人群，建议每年流感流行季节前接种流感疫苗。

老年朋友可以接种的流感疫苗为三价灭活流感疫苗和四价灭活流感疫苗。

"价"一般可以理解为流感病毒的不同类型。流感病毒可以分为甲、乙、丙、丁（或 A、B、C、D）四种类型。感染人类以甲型（H1N1 和 H3N2 亚型）和乙型（Victoria 和 Yamagata 系）为主。三价流感疫苗包含了甲型中的两种亚型和乙型中的一个系，四价包含了甲型中的两种亚型和乙型中的两个系。

第四课 流感疫苗的有效性和安全性

一、老年朋友接种流感疫苗能不能起到预防流感的作用

答案当然是肯定的。

流感疫苗可降低老年人流感相关并发症发生率、流感相关住院率及死亡率，以及慢性疾病的住院率和死亡率。

一般接种疫苗 2～4 周时间，体内疫苗抗体水平达到高峰，老年人可能至少需要 4 周达到抗体高峰。流感疫苗带来的保护作用可以持续 6～8 个月，并会随着时间衰减，接种 1 年后血清抗体水平显著降低。此外，流感病毒非常容易变异，为匹配不断变异的

流感病毒毒株，最大程度降低人群感染风险，每年的流感疫苗组分也有所区别。所以需要每年接种流感疫苗来保持体内的抗体水平。

二、老年朋友接种流感疫苗安全吗

接种流感疫苗是安全的。

常见不良反应主要分为局部反应（如接种位红晕、肿胀、硬结、疼痛、烧灼感等）和全身反应（如发热、头晕、头痛、嗜睡、乏力、肌痛、浑身不适、恶心、呕吐、腹痛、腹泻等）。不良反应通常是轻微的，并在几天内自行消失，极少出现严重不良反应。

研究表明，三价灭活流感疫苗和四价流感灭活疫苗在安全性上没有显著差别，国产和进口流感疫苗安全性也无显著差异。

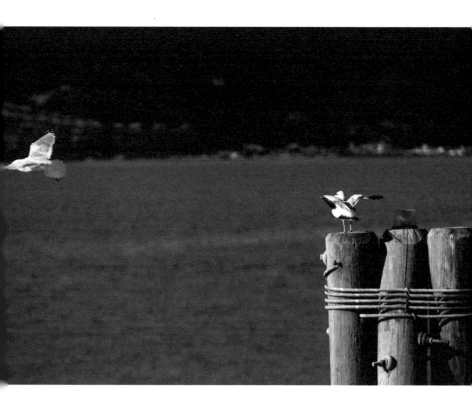

第五课　流感疫苗接种建议

一、接种对象

　　我国历年发布的《中国流感疫苗预防接种技术指南》以及 2018 年《老年人流感和

肺炎链球菌疫苗接种中国专家建议》均建议60 岁以上老年人每年接种流感疫苗，尤其是以下对象。

1. 居家老年人。

2. 养老院、福利院、长期护理机构等人群聚集场所的老年人及员工，接种流感疫苗可降低聚集性疫情的发生风险。

3. 患慢性病的老年人：患心血管疾病

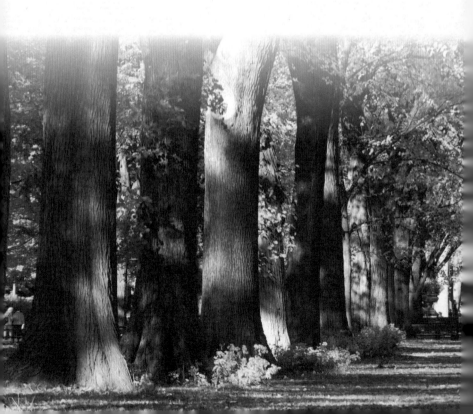

（单纯性高血压除外）、慢性呼吸系统疾病、代谢性疾病（包括糖尿病）、肝肾功能不全、血液系统疾病、神经系统疾病、神经肌肉功能障碍等慢性病以及患免疫抑制疾病或免疫功能低下的老年人。

二、接种时间

我国各地每年流感活动高峰出现的时间

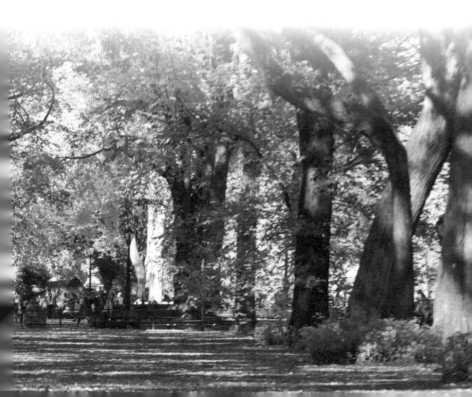

和持续时间不同，建议最好在流行季节来临前完成流感疫苗的接种（一般 10 月底前）。未尽早完成接种的，在整个流行季节期间也是可以接种流感疫苗的。

三、接种程序

在一个流感流行季节前接种 1 剂次。如在同一个流感流行季节已完成流感疫苗接种，则无须重复接种。

四、接种方法

灭活流感疫苗采用肌内注射进行接种，接种部位为上臂三角肌。每次接种 1 剂。

第六课　流感疫苗接种注意事项

如老年朋友有以下情况，不建议或暂缓

接种流感疫苗。

1. 对疫苗中所含任何成分（包括辅料、甲醛、裂解剂及抗菌药物等）过敏者禁止接种。

2. 患急性疾病、患严重慢性疾病、处于慢性疾病的急性发作期、发热者，建议痊愈或者病情稳定控制后，再接种流感疫苗。

3. 具体接种禁忌应参考产品说明书和医生的建议。

第七课　流感疫苗常见问答

一、流感与普通感冒的区别

流感和普通感冒有区别吗？当然有区别。打个比方来说，如果感冒的危害是子弹，那么流感绝对可以称为炮弹，流感的危害程度要比感冒大得多。

	普通感冒	流感
病原体	鼻病毒、腺病毒等	流感病毒
传染性	弱	强
发热	不发热，或轻中度发热	高热（39～40℃）
是否有寒颤	无	有
全身症状	打喷嚏、流鼻涕、咳嗽等	打喷嚏、流鼻涕、咳嗽、畏寒、肌肉酸痛、关节疼痛等
并发症	罕见	可引起严重并发症，如肺炎、心肌炎、神经损伤等
发病时间	四季均可	流感高发季节，常见于每年的冬春季节

二、我去年接种过流感疫苗了，今年还需要接种吗

对于流感疫苗推荐大家每年都接种。

因为流感病毒很容易变异，所以流感疫苗的成分每年也会进行相应调整。并且流感疫苗产生的抗体在接种后 6 ~ 8 个月开始逐渐减退，因此建议老年朋友们每年都接种流感疫苗。

三、什么时间接种流感疫苗最好

建议老年朋友们在当年流感疫苗上市后尽早接种，一般来说为国庆节假期前后。这个时候接种能够在流感高发季节到来之前获得保护。当然，整个流感高发季节期间都可以接种流感疫苗。

值得注意的是，同一流感高发季节，已按照接种程序完成接种则无须重复接种。

四、流感病毒非常容易变异，流感疫苗起不了保护作用，是真的吗

每年上半年，世界卫生组织都会根据全

球流感监测情况来预测当年流行季节可能流行的流感病毒毒株，然后在上半年生产流感疫苗，下半年投入市场。但因为是预估，会有预估失败的可能。但是绝不能因此而放弃接种流感疫苗，因为大部分情况下，流感疫苗都能有效预防流感。流感对人体的危害很大，这里不再赘述，因此建议大家每年接种流感疫苗。

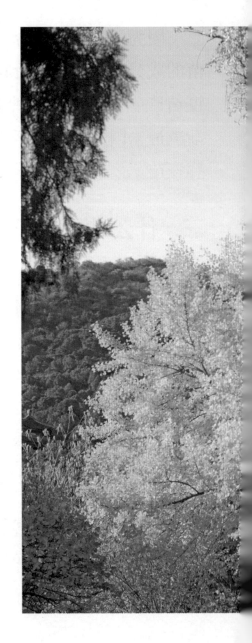

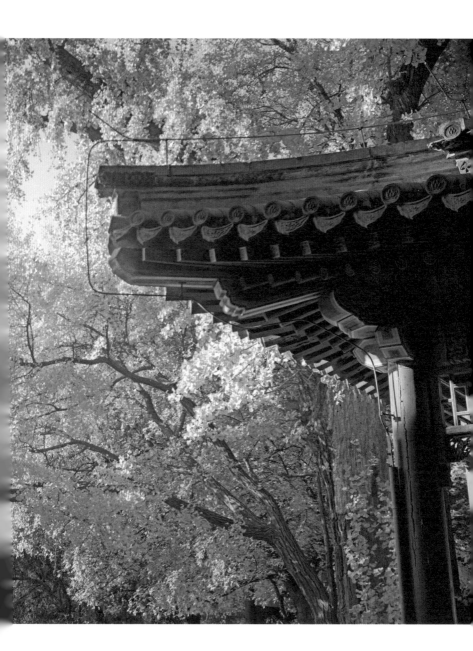

第四讲

肺炎球菌疫苗

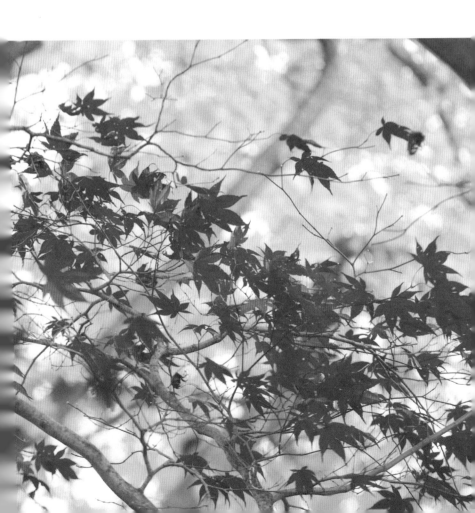

第一课 肺炎是由什么引起的

　　社区获得性肺炎是老年人常见的传染病，也是人们口中常说的"肺炎"。它可以由多种病原体引起，如病毒、细菌、支原体、衣原体等。其中，有一种细菌叫作"肺炎链球菌"，是引起社区获得性肺炎的常见病因。

一、肺炎简介

　　肺炎链球菌一般定植在人体的鼻咽部，和人体和平共存，但是当人体免疫力下降时，肺炎链球菌能从鼻咽部直接播散到人体其他部位形成感染，或者也可通过呼吸道飞沫传播造成感染。

　　根据感染部位不同，可将肺炎球菌性疾病分为侵袭性肺炎球菌疾病（invasive

pneumococcal disease，IPD）和非侵袭性肺炎球菌疾病（non-invasive pneumococcal disease，NIPD）两大类。

1. 侵袭性肺炎球菌疾病指的是肺炎链球菌进入在正常情况下无菌的部位，如血液、脑脊液，此时会引起菌血症、脑膜炎、侵袭性肺炎等，这类疾病的危害很大，发生住院甚至死亡风险很高，对人体带来极大的危害。

2. 非侵袭性肺炎球菌疾病即肺炎链球菌感染到原本与外环境相通的部位所引起的疾病，如中耳炎、鼻窦炎、非菌血症性肺炎等。

二、临床症状

肺炎链球菌感染可引起多种疾病，取决于感染的原发部位和是否存在菌血症。其中肺炎球菌所致社区获得性肺炎常突然起病，表现为发热、寒战、咳嗽和胸痛。随着年龄的增加，症状往往变得不典型。老年患者可能首发表现为意识模糊或谵妄。

如果肺炎患者没有得到有效及时的治疗，可能会发展为重度肺炎。重度肺炎患者会出现呼吸困难、缺氧、电解质紊乱、酸碱平衡紊乱等多种症状，合并多脏器衰竭，如肾功能、肝功能不全、心功能不全等。

第二课 **肺炎链球菌感染给老年人带来的危害**

肺炎链球菌感染是导致老年人患病和死亡的重要原因。据统计，在我国，肺炎链球菌感染导致的肺炎在所有肺炎中所占比例为28.0%～71.5%，是引起老年人肺炎的主要病原体。

肺炎球菌脑膜炎是肺炎球菌菌血症最常见和最严重的化脓性并发症。即使经过治疗，肺炎球菌脑膜炎的病死率仍高达20%～30%。

另外，肺炎链球菌不仅可以单独致病，还可以联合其他病毒与细菌，如流感病毒、呼吸道合胞病毒、麻疹病毒、肺炎支原体、结核分枝杆菌等混合感染导致肺炎等疾病，后果更加严重。

我国细菌耐药监测网针对肺炎链球菌的耐药监测报告显示，65 岁及以上老年人对青霉素的耐药率达 53.6%，对头孢呋辛的耐药率达 46.4%，对红霉素更是高达 94.2%。也就是说，老年朋友一旦感染肺炎链球菌，可能对多种药物存在耐药情况，给肺炎链球菌疾病的治疗带来极大困难。

第三课　肺炎球菌疫苗的介绍

接种肺炎球菌疫苗能有效预防肺炎链球菌引起的疾病，是世界卫生组织"极高度优先"推荐接种的疫苗。老年人接种肺炎链球菌疫苗，可以有效降低肺炎发病率和呼吸道感染率，减少呼吸系统疾病的发生。

目前可以预防肺炎链球菌感染的疫苗，市面上有两种，一种是 23 价肺炎球菌多糖

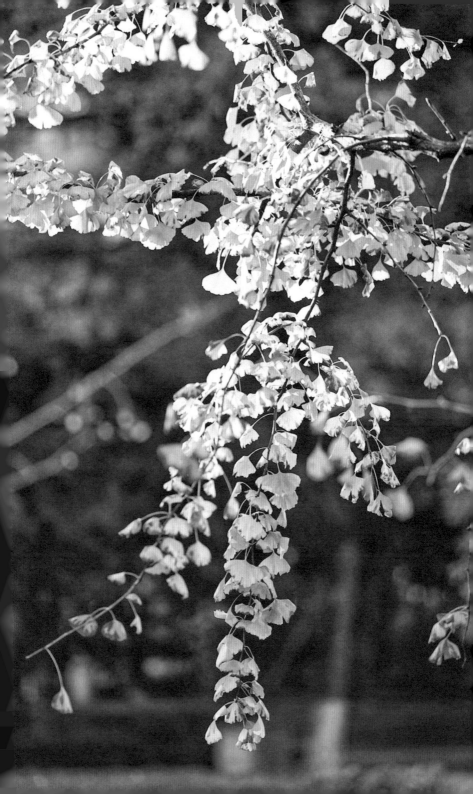

疫苗（简称"23 价肺炎疫苗"），另一种是13 价肺炎球菌多糖结合疫苗（简称"13 价肺炎疫苗"）。在我国，老年人可以接种的是 23 价肺炎疫苗。

在这里，"价"可以简单理解为某一种类型的肺炎链球菌。23 价肺炎疫苗可以预防 23 种肺炎链球菌引起的疾病。这 23 种肺炎链球菌覆盖了 87% 引起侵袭性肺炎链球菌疾病和 53% 引起非侵袭性肺炎链球菌疾病的肺炎链球菌。

第四课 肺炎球菌疫苗的有效性和安全性

一、老年朋友接种肺炎球菌疫苗有效吗

接种肺炎球菌疫苗能有效预防侵袭性肺

炎链球菌疾病，如菌血症、脑膜炎、侵袭性肺炎等。

特别是与流感疫苗同时接种，比单接种流感疫苗或单接种肺炎球菌疫苗的效果都好。

有研究表明，同时接种肺炎球菌疫苗和流感疫苗，比单纯接种流感疫苗额外减少

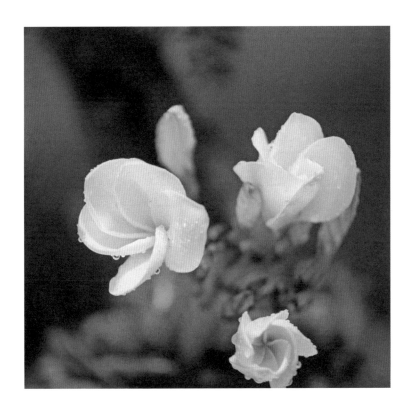

15% 的肺炎发病和 19% 的死亡，比单纯接种肺炎球菌疫苗额外减少 24% 的肺炎发病和 28% 的死亡。

二、接种肺炎球菌疫苗安全吗

接种肺炎球菌疫苗是安全的。

研究调查显示，接种肺炎球菌疫苗，65岁以上老年人中常见的不良反应以局部反应居多，主要表现为疼痛、红肿和硬结，一般不超过 3 天，之后会自行消退。老年人发生的全身反应主要为发热、血管性水肿和淋巴结肿大，一般情况下均可在 7 天内缓解。

第五课　肺炎球菌疫苗接种建议

一、接种对象

推荐老年人接种肺炎球菌疫苗。

另外，以下人群也推荐接种肺炎球菌疫苗。

1. 患有慢性疾病者：如慢性呼吸道系统疾病，尤其是慢性阻塞性肺疾病（慢阻肺）、哮喘患者；慢性心血管疾病、糖尿病患者、慢性肝病及肝硬化、慢性肾功能衰竭、肾病综合征。

2. 免疫功能受损者：HIV感染、血液肿瘤、恶性肿瘤、功能性或解剖性无脾者、脾功能障碍、器官和骨髓移植受者、免疫抑制药物使用者。

3. 吸烟、酗酒者。

4. 反复发作呼吸道感染、吞咽障碍、咳嗽反射减退。

5. 气管插管、气管切开、使用呼吸机等。

6. 近期感染流感病毒及其他呼吸道疾病。

二、接种时间

全年均可接种。

三、接种方法

肌肉或皮下注射，接种 1 剂。

第六课 **肺炎球菌疫苗接种注意事项**

如老年朋友有以下情况，不建议或暂缓接肺炎球菌疫苗。

1. 对疫苗中所含任何成分过敏者禁止接种。

2. 患急性疾病、患严重慢性疾病、处于慢性疾病的急性发作期、发热者，建议症状消退后再接种肺炎球菌疫苗。

3. 具体疫苗产品的接种禁忌应参考产

品说明书和医生的建议。

　　肺炎球菌疫苗一般接种 1 剂次后无须再次接种。部分人群，如肾病综合征、肾衰或

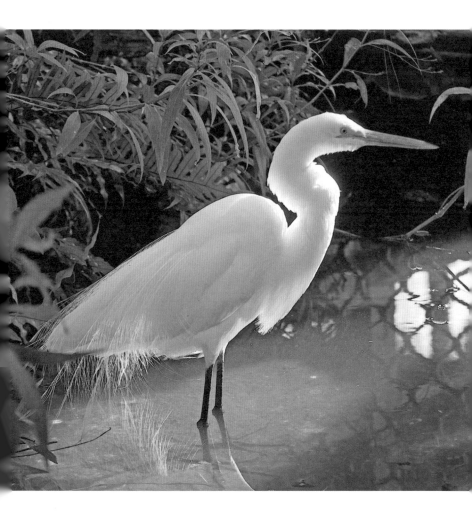

器官移植者等免疫功能低下者，可在距离前一次接种 5 年后再接种 1 剂次。

第七课　肺炎球菌疫苗常见问答

一、目前市面上有两种肺炎疫苗，一种是 23 价肺炎疫苗，另一种是 13 价肺炎疫苗，到底有什么区别

13 价肺炎疫苗可以预防由 13 种肺炎链球菌引起的疾病，23 价肺炎疫苗可以预防由 23 种肺炎链球菌引起的疾病。

在我国，13 价肺炎疫苗的接种人群是 5 岁以下儿童，23 价肺炎疫苗的接种人群为 2 岁以上儿童及成人。一般推荐老年人及特殊健康状况人群接种 23 价肺炎疫苗。

二、为什么有的老年朋友接种了 23 价肺炎疫苗还是得了肺炎

引发肺炎的原因很多，如病毒、细菌、支原体、衣原体等。23 价肺炎疫苗预防的是 23 种肺炎链球菌引起的疾病，不能预防其他病原体引起的肺炎。

第五讲

带状疱疹疫苗

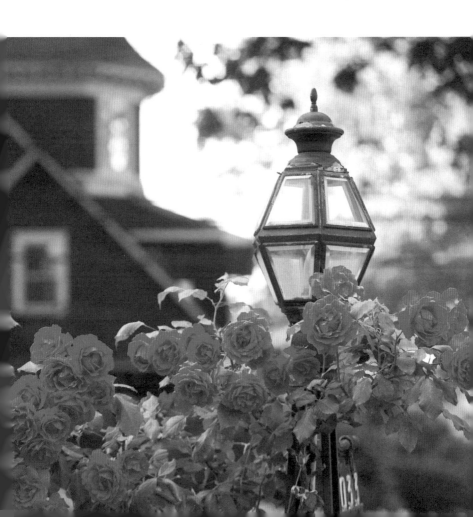

第一课 带状疱疹是什么疹

带状疱疹是由水痘 - 带状疱疹病毒引起的感染性皮肤疾病。这个疾病有个"兄弟"——水痘，这两个疾病是由同一种病毒引起的。当我们小的时候感染了水痘 - 带状疱疹病毒引起水痘，等水痘消退后，这个病毒通常不会消失，会长期潜伏在脊髓后根神经节或颅神经节内。随着年龄增长、免疫功能下降、劳累、精神压力等因素出现时，潜伏我们身体里的水痘 - 带状疱疹病毒会再激活，并沿着神经纤维移至皮肤，使受侵犯的神经和皮肤产生强烈的炎症，引起带状疱疹。

1. 临床表现：带状疱疹常常会有一些首发症状，如发热、乏力、全身不适、局部淋巴结肿大以及患处皮肤的灼热、感觉过敏

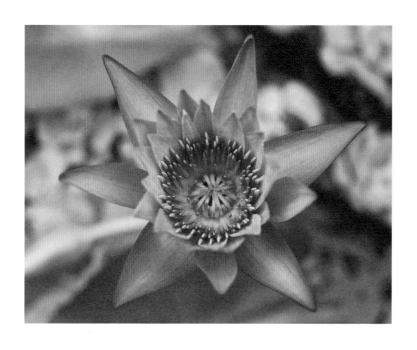

或神经疼痛等，当然也不是所有的带状疱疹出现前都有这些症状。典型带状疱疹的皮疹为在红斑基础上出现簇集而不融合的粟粒至黄豆大小丘疹，继而变为水疱。水疱里疱液澄清，疱壁紧张，一颗颗亮晶晶，并伴有红晕。带状疱疹通常发生于腰部、胸前甚至面部、眼部，沿着外周神经分布，发作起来像红色的条带，所以命名为"带状疱疹"，俗称"缠腰火龙""缠腰火丹"，或者"蜘蛛疮""蛇丹"。

年轻人如果得了带状疱疹，病程一般为2~3周，但如果是老年人，病程一般为3~4周甚至更长时间。值得一提的是，在带状疱疹消退后，可能还会存在带状疱疹后神经痛，这是一种持续性疼痛综合征，是带状疱疹最常见的并发症，可以持续数周、数月甚至数年。有人把神经痛与癌痛和女性分娩相提并论，据说是"会呼吸的痛"。

2. 传染源： 水痘患者、带状疱疹患者。

3. 传播途径： 可通过飞沫和 / 或接触传播。

4. 易感人群： 所有年龄的人都可能得带状疱疹，一般容易在老年人、女性、免疫力低下者、慢性病患者或者近期过度劳累的人群身上出现。

第二课 **带状疱疹对老年人的危害**

带状疱疹可发生于任何年龄，并且其发生率随年龄增加显著上升，50岁开始发病明显增多。据国外数据估计，大约1/3的人在一生中会患带状疱疹，而在85岁以上的老年人中，这个比例会提高到1/2。慢性阻塞性肺疾病、心血管疾病、慢性肾病、哮喘及糖尿病导致带状疱疹发病风险增加24%～41%。

另外，得了带状疱疹后，有9%～34%带状疱疹患者会发生带状疱疹后神经痛。带状疱疹后神经痛的发病率随年龄增加而上升。

带状疱疹给老年人的生命质量带来严重影响。

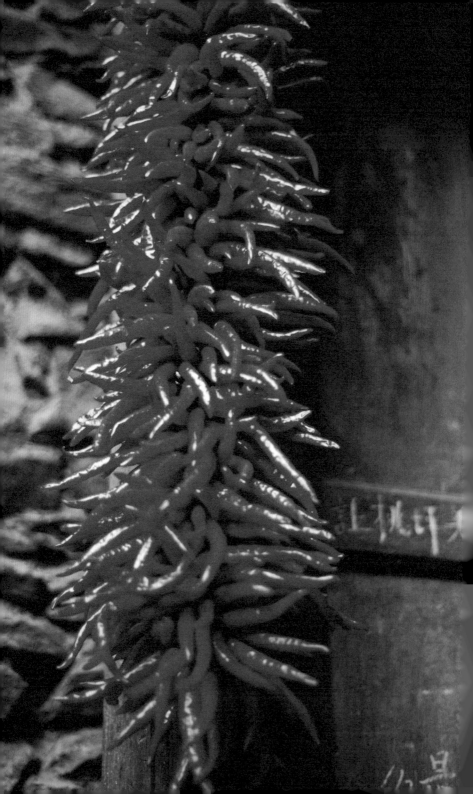

带状疱疹有一个特征，就是"疼""痛"！有人形容像刀割、针刺、火烧、电击、撕裂。老年患者疼痛更明显，常剧烈难忍，并且会在皮疹消退后还持续数月甚至更久。有研究报道，带状疱疹和带状疱疹后神经痛甚至严重影响患者的睡眠及情绪，扰乱正常的工作和日常生活，严重者可导致精神障碍。

另外，除经典型带状疱疹外，还有发生在眼部的带状疱疹、耳部的带状疱疹、播散性带状疱疹等，这些部位对疼痛更加敏感。若带状疱疹侵犯神经系统大脑实质和脑膜，可引起病毒性脑炎和脑膜炎，侵犯内脏神经纤维可引起急性胃肠炎、膀胱炎、前列腺炎等。

第三课 带状疱疹疫苗的介绍

目前带状疱疹的治疗多以抗病毒及对症治疗为主，尚无特效药，接种疫苗是最有效可行的预防手段。

我国目前上市的疫苗为重组带状疱疹疫苗，这个疫苗的工艺是利用基因技术，得到水痘 - 带状疱疹病毒抗原部分，注射到人体产生抗体。该疫苗于 2020 年 6 月在我国正式上市。

另外，我国自主研发的带状疱疹减毒活疫苗，可望很快上市。

第四课 带状疱疹疫苗的效果和安全性

带状疱疹疫苗对于预防带状疱疹来说效果是非常好的。

有研究显示，50～69岁的人接种带状疱疹疫苗后可降低97.2%带状疱疹的发病概率和91.2%带状疱疹后神经痛的发生概率，70岁以上老年人接种后则可以降低91.3%的带状疱疹发病概率和88.8%带状疱疹后神经痛的发生概率。可见带状疱疹疫苗对预防带状疱疹和带状疱疹后神经痛效果是非常好的。

既往患过带状疱疹的老年人也可以接种带状疱疹疫苗来预防带状疱疹的复发。临床数据显示，具有带状疱疹病史的人接种带状疱疹疫苗后能够产生并维持较高的疫苗效果。

接下来再说说带状疱疹疫苗的安全性。

与其他疫苗类似，接种带状疱疹疫苗可引起接种部位或全身反应。常见的局部反应包括注射部位疼痛、发红和肿胀，一般来说无须特殊治疗，注意局部清洁和预防感染即可，如果局部反应严重，可以给予冷敷。最

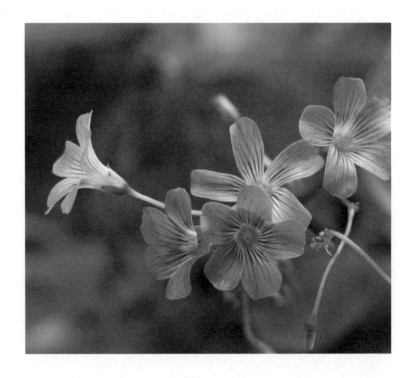

常见的全身反应是肌痛和疲乏，其次是头痛、寒战、发热和胃肠道症状。局部和全身反应大多为轻中度，持续时间一般少于 3 天，对症处理即可。但如果症状加重需及时就医。

第五课　带状疱疹疫苗接种建议

一、接种对象

年龄 50 岁及以上的人群可以接种带状疱疹疫苗。

二、接种时间

全年均可接种。如果带状疱疹正在发作，需等带状疱疹急性期结束并且症状消失后才能接种疫苗。

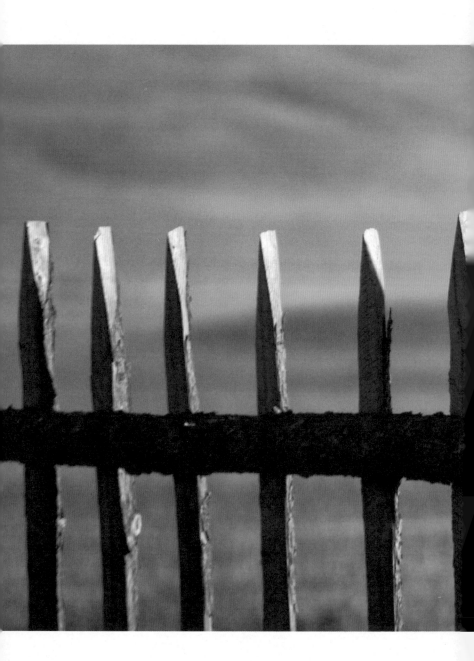

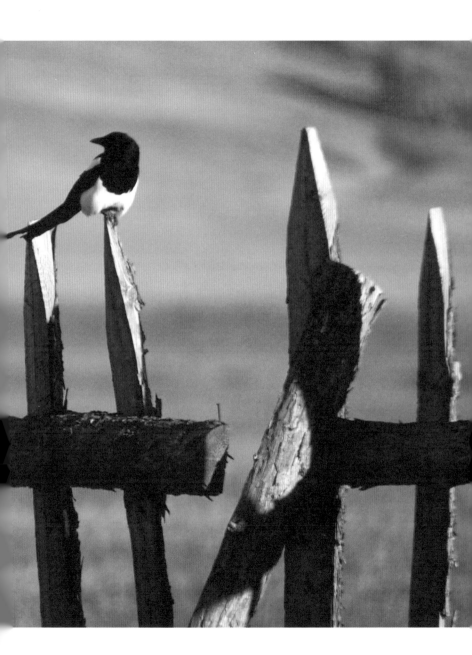

三、接种程序

免疫程序为 2 剂，第 2 剂与第 1 剂间隔 2 个月接种。

四、接种方法

接种部位为上臂三角肌，肌内注射。

第六课 带状疱疹疫苗接种注意事项

如老年朋友有以下情况，不建议或暂缓接种带状疱疹疫苗。

1. 对带状疱疹疫苗的活性成分或任何辅料成分过敏者禁用。

2. 正患有急性严重发热疾病时应推迟接种该疫苗。

3. 血小板减少症患者或者其他凝血功

能紊乱患者需慎用。

4. 免疫抑制人群可能无法产生足够的免疫应答。

5. 具体疫苗产品的接种禁忌应参考产品说明书和医生的建议。

第七课 带状疱疹疫苗常见问答

一、得过带状疱疹后还可以接种带状疱疹疫苗吗

可以。

带状疱疹有 1% ~ 6% 的复发率，高龄和免疫力低下人群复发的可能性更大。所以得了带状疱疹以后接种疫苗仍具有预防作用。

二、听说带状疱疹围着身体长满一圈就没救了

这个是谣言。

带状疱疹大多是围着身体单侧分布，通常不会长满一圈。不过就算是像民间传言所说的首尾相连、长满一圈，要人命的说法也是没有科学依据的。

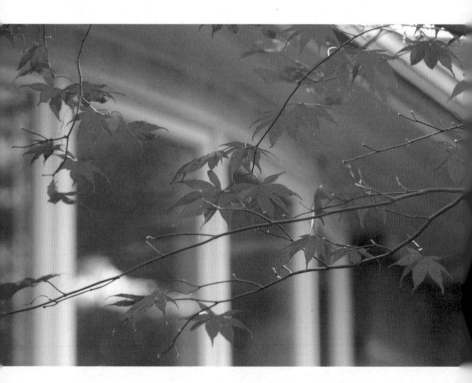

三、我没有得过水痘，是不是就一定不会得带状疱疹

一般来说得了水痘以后，水痘 - 带状疱疹病毒就会潜伏在神经节内，在年龄增长、免疫力下降、劳累等因素的诱发下会再激发，引起带状疱疹。但是需要注意的是，感染了带状疱疹病毒不一定就会有症状，因为约有 30% 的患者虽然在年幼时感染了水痘 - 带状疱疹病毒，却并未发过水痘（又称隐性感染）。在一定条件下，还是有可能引起带状疱疹的。

新冠病毒疫苗

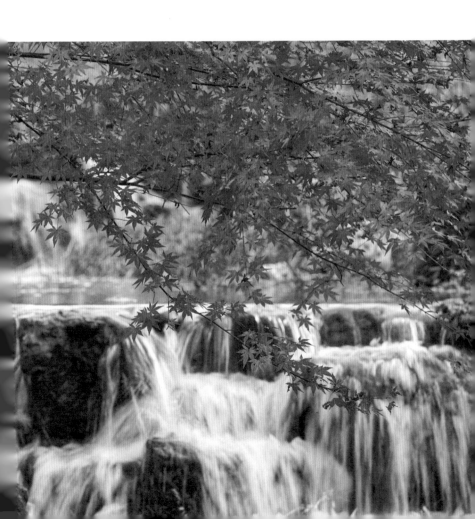

第一课 | 什么是新型冠状病毒感染

新型冠状病毒感染，简称"新冠感染"，顾名思义，是一种由新出现的冠状病毒引起的疾病。这个病毒叫作严重急性呼吸综合征冠状病毒 2（SARS-CoV-2），简称"新冠病毒"，世界卫生组织把 SARS-CoV-2 引起的疾病命名为"2019 冠状病毒病"（coronavirus disease 2019，COVID-19），也就是大家之前所熟知的"新冠肺炎"。

新冠病毒在持续传播中不断发生进化和变异，世界卫生组织将变异株采用拉丁字母进行命名，如阿尔法（Alpha）、贝塔（Beta）、伽马（Gamma）、德尔塔（Delta）等，目前全球主要流行的是奥密克戎（Omicron）变异株。

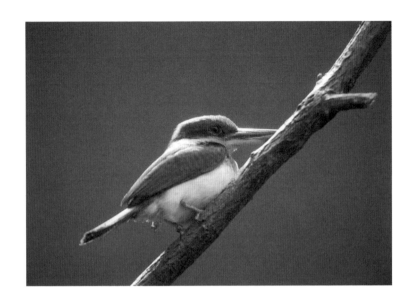

　　奥密克戎变异株具有传播速度快、潜伏期短、隐匿性强的特点。从既往临床表现来看，奥密克戎毒株的感染跟其他病毒引起的上呼吸道感染症状相似，以干咳、咽痛等症状为主，病毒传播变得更加隐匿。

一、临床症状

　　新冠病毒感染引起的症状范围很广，从无症状，到普通感冒，再到重症肺部感染都有，以发热、干咳、乏力为主要表现。部分患者可以出现鼻塞、流涕、咽痛、嗅觉味觉减退或丧失、结膜炎、肌痛和腹泻等症状。多数患者经治疗后恢复健康，少数患者，特别是老年人病情可进一步加重，容易导致住院甚至死亡。

二、传染源

主要是新冠病毒感染者。

三、传播途径

1. 经呼吸道飞沫和密切接触传播是主要途径。

2. 在相对密闭的环境中经气溶胶传播。

3. 接触被病毒污染的物品后也可造成感染。

四、易感人群

所有人群都容易感染新冠病毒。老年人尤其容易感染。

第二课　新冠病毒感染对老年人的危害

一、老年人容易感染新冠病毒

随着年龄的增长，人体的免疫系统功能下降，加上大多数老年人伴有基础性疾病，如糖尿病、高血压等，这些因素都会导致老年人群容易感染新冠病毒，并且感染后的症状更加严重。

二、老年人感染新冠病毒后果更严重

老年人身体机能较其他年龄段人群弱，一旦感染新冠病毒，发生中重症的风险远高

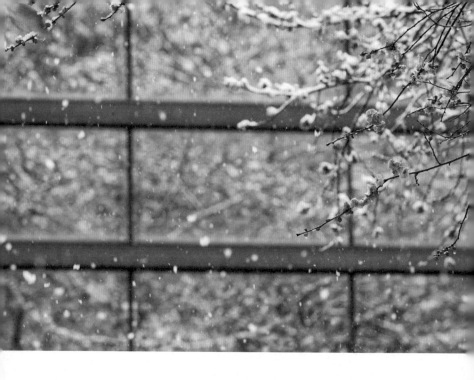

于年轻人和儿童，并且感染新冠病毒还可能引起老年人原有的基础性疾病加重。在多重打击下，老年人住院甚至死亡的风险大大增加。

有研究表明，感染新冠病毒后，相较于18~29岁人群，65~74岁人群住院风险提高5倍，死亡风险提高65倍；75~84岁人群住院风险提高8倍，死亡风险提高150倍；85岁以上人群的住院风险提高10倍，死亡风险提高370倍。

第三课 新冠病毒疫苗介绍

　　我国《新冠病毒疫苗接种技术指南（第一版）》推荐 60 岁及以上人群接种新冠病毒疫苗。

　　目前，我国的新冠病毒疫苗按照工艺可以分为三种，分别为灭活疫苗、重组亚单位疫苗和腺病毒疫苗。

　　灭活疫苗指的是把新冠病毒的毒力灭掉，将没有毒力的病毒躯壳注射到人体内来刺激身体产生抗体。我们国家目前有多个自主研发的新冠灭活疫苗品牌。

　　重组亚单位疫苗可以简单理解为，将新冠病毒中起到刺激身体产生抗体的那个关键的精华部分提取出来制成的疫苗。

　　腺病毒疫苗，可以理解为将病毒的基因片段装入经过安全处理的腺病毒内，再将此

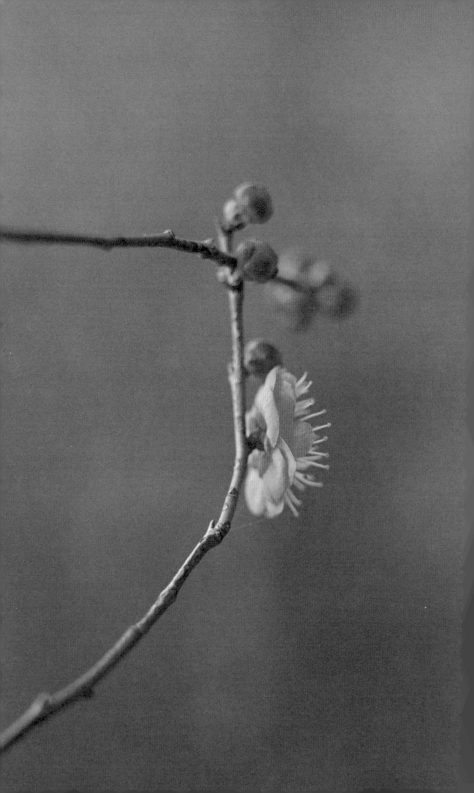

腺病毒注射到人体内，在人体内识别新冠病毒的基因片段，从而产生抗体。

此外，我国开发的 mRNA 疫苗等转型疫苗已完成临床试验，可望今后老年朋友也可接种。

"魔高一尺，道高一丈"，疫苗研发过程也是与病毒变异比赛的过程，我们相信，最终的胜利属于人类。

第四课 新冠病毒疫苗的效果和安全性

一、接种新冠病毒疫苗对老年人有用吗

新冠病毒疫苗对预防新冠病毒引起的重症和死亡具有良好的效果。在全程接种以及接种了加强剂次新冠病毒疫苗的老年人中，

疫苗预防重症、危重症乃至死亡的效能非常明显，全程接种的效能超过了 70%，接种了加强剂次以后更是超过了 90%。

香港卫生防护中心传染病处主任张竹君表示，分析香港的感染者数据显示，2022年 2 月感染新冠的病死率暂时是 0.3%，没有接种疫苗的人士病死率是 0.54%，已接种者的病死率为 0.03%，相差 18 倍，这意味着疫苗对预防新冠病毒感染相关死亡的效果非常好。

二、接种新冠病毒疫苗安全吗

我国目前使用的新冠病毒疫苗，按照相关审批要求，在上市或紧急使用前，均开展了包括老年人在内的全人群的Ⅰ、Ⅱ、Ⅲ期临床试验，显示疫苗具有良好的安全性，老年人群可放心接种！

从实际使用来看，我国新冠病毒疫苗在

境内外 60 岁以上老年人当中的接种数量已经超过 5 亿剂次，国内接种最高年龄是 106 岁。目前有报告显示，接种新冠病毒疫苗不良反应报告发生率低于我国其他各类疫苗的平均报告水平，而且老年人不良反应发生率还略低于其他年龄段人群。

接种新冠病毒疫苗后，可能会在注射部位出现轻微疼痛、红晕、肿胀、丘疹等局部不适反应以及恶心、发热等全身反应，一般来说症状较轻，通常不需要特殊处理，2～

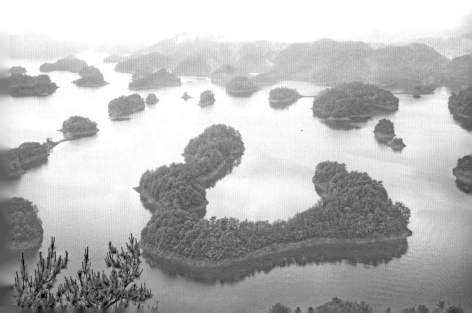

3 天后可自行痊愈。上述反应并不是所有接种疫苗的人都会出现，只属于个体差异。如症状持续加重，建议及时去医院就诊。

第五课　新冠病毒疫苗接种建议

一、接种程序

按国家建议程序进行，建议老年朋友完成基础针与加强针的全程接种。

二、接种灭活新冠病毒疫苗

基础针接种 2 剂次，2 剂次之间间隔至少 3 周，第 2 剂次在 8 周内尽早完成。加强针接种 1 剂次同工艺新冠病毒疫苗，最好在基础针完成后 6 个月后完成，具体按国家最新规定执行。

如基础针接种的是灭活新冠病毒疫苗，

加强针还可选择接种腺病毒疫苗或重组亚单位疫苗等。

三、接种腺病毒疫苗

基础针 1 剂次，加强针在基础针完成 6个月后接种 1 剂次，共接种 2 剂次。

四、接种重组亚单位疫苗

接种 3 剂次，相邻 2 剂之间的接种间隔至少 4 周。第 2 剂次尽量在接种第 1 剂次后8 周内完成，第 3 剂次尽量在接种第 1 剂次后 6 个月内完成。

五、接种途径和接种部位

上臂三角肌肌内注射。

第六课　**新冠病毒疫苗接种注意事项**

1. 接种当日穿方便穿脱的宽松衣服，携带身份证，全程佩戴口罩，不要空腹接种，避免因低血糖等原因造成晕厥等不必要

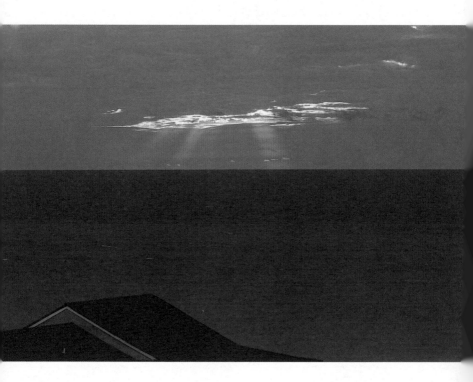

的危害。高龄及行动不便的老年人应由家属陪同接种。

2. 主动告知医生自己真实的健康状况及近期服药物情况，在医生判断适合接种后，如实填写知情同意书。

3. 务必在疫苗接种完毕后留观 30 分钟！回家后建议密切关注自己身体情况，如有不适请立即联系接种门诊或就近的医院。

4. 接种当日注射部位保持干燥并注意个人卫生。接种后一周内避免接触过敏物质，如海鲜、花粉等，避免造成过敏现象无法辨别是否由疫苗引起。建议清淡饮食、多喝水，适当休息。

第七课 新冠病毒疫苗常见问题

一、有些老年人认为自己常年在家不出门，接触人少，感染风险较小，没有必要接种新冠病毒疫苗

这是明显的误区！

即使老年人不出远门，但老年人经常聚集的地方，如菜市场、农贸集市、商场、超市、红白事聚餐、老年活动室、棋牌室等仍然是病毒感染的高危场所。另外，老年人虽然活动范围小，但家庭成员的传播风险仍然存在，老年人全程接种新冠病毒疫苗既是保护自己也是保护家人、亲朋好友和街坊邻居。因此，即使老年人不经常出门甚至因为疾病等因素很少出门，也应该及时接种疫苗。

二、有慢性基础性疾病的老年人可以接种新冠病毒疫苗吗

我国《新冠病毒疫苗接种技术指南（第一版）》指出，慢性病人群为感染新冠病毒后的重症及死亡高风险人群。健康状况稳定，药物控制良好的慢性病人群不是新冠病

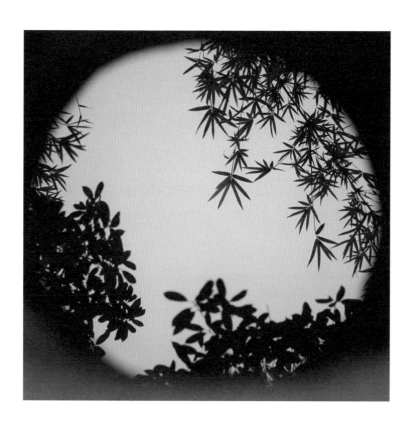

毒疫苗接种禁忌人群，建议接种！

当然，如果不清楚是否可以接种疫苗，可以询问接种医生，告知自己的健康状况，以便医生更好地判断是否符合接种条件。

三、接种前后是否有必要检测抗体

在疫苗接种前，无须开展新冠病毒核酸及抗体检测，接种后也不建议常规检测抗体作为免疫成功与否的依据。

另外，如果已经感染了新冠病毒，康复后，可能很长一段时间内不需要再接种疫苗，因为流行的毒株已经感染了，除非有新的变异毒株又流行，具体请大家参照疾控机构的最新指导建议。

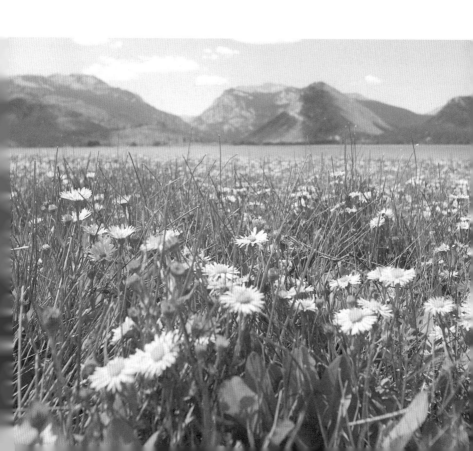

第七讲

慢性病人群
接种建议

第一课　心脑血管疾病

一、心脑血管疾病的定义

心脑血管疾病是心血管疾病和脑血管疾病的统称，常见的心脑血管疾病有高血压、冠心病、脑卒中等。心脑血管疾病对人体的危害大，具有高致残率、高复发率和高死亡率的特点。

《中国高血压防治指南（2018 年修订版）》将高血压定义为，在未使用降压药物的情况下，非同日 3 次测量诊室血压，收缩压（SBP）≥ 140mmH 和 / 或舒张压（DBP）≥ 90mmHg；收缩压 ≥ 140mmHg 和舒张压 <90mmHg 为单纯收缩期高血压。患者既往有高血压史，目前正在使用降压药物，血压虽然低于 140/90mmHg，仍应诊断为高血压。

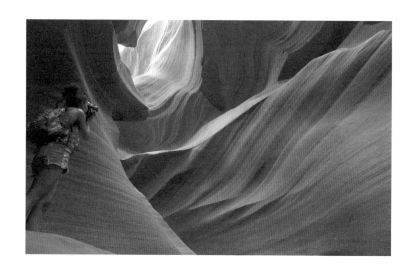

冠心病指冠状动脉发生粥样硬化，使血管腔狭窄或闭塞，导致心肌缺血缺氧或坏死而引起的心脏病，是中老年人的常见病、多发病。

脑卒中又称"中风"，是一种常见的严重脑血管疾病，也是目前中国高血压患者最主要的并发症。脑卒中是由于脑部血管突然破裂，或因血管阻塞导致血液不能流入大脑而引起脑组织损伤的一组疾病，包括缺血性卒中和出血性卒中，严重者可引起死亡。出血性卒中的病死率较高，也是中国成年人残疾的首要原因。

二、与传染病的关系

1. 心脑血管疾病人群更容易患流感、肺炎

由于心脑血管疾病人群的机体免疫力比健康人群差，细菌、病毒等病原体更容易侵入人体，容易引起流感、肺炎等感染性疾病。特别是慢性心脏病，感染风险与心脏病严重程度相关，心脏病越严重，流感、肺炎等疾病的感染风险及危险程度更大。有研究表明，65 岁以上心脏病患者肺炎球菌性肺炎发生的风险是健康人群的 3.8 倍。

2. 传染病会导致原有的心脑血管疾病加重

传染病会导致原有的心脑血管疾病加重，并引起并发症。例如流感和肺炎，容易

引发心脑血管疾病的并发症，并且增加并发症的严重程度。有研究表明，患肺炎后 30 天内患心肌梗死、心脑血管死亡或心脏病住院的风险增加了 4 倍，虽然这个风险会随着时间延长而逐渐下降，但是即使在 10 年后，这个风险还保持在 1.5 倍。

三、疫苗在心脑血管疾病患者中的有效性

1. 流感疫苗

心脑血管疾病患者接种流感疫苗后能产生较好的保护作用，如冠心病患者在接种流感疫苗后，发生心血管疾病合并症的概率下降，心血管疾病的死亡风险也显著降低。

2. 肺炎疫苗

肺炎疫苗对心脑血管疾病患者有较好的保护作用。肺炎疫苗能有效降低心血管疾病发生严重症状和死亡的可能性。有研究表

明，65 岁以上老年人心血管疾病患者接种肺炎疫苗能降低 17% 心肌梗死的可能性。

四、疫苗在心脑血管疾病患者中的安全性

流感疫苗及肺炎疫苗在心脑血管疾病患者中均具有较好的安全性。有研究显示，心脑血管疾病患者在接种流感疫苗或肺炎疫苗后反应轻微，一般为局部反应，如接种部位的红、肿、热、痛，以及全身反应，如发热、乏力等，一般 2~3 天内消退。

第二课　2 型糖尿病

一、2 型糖尿病的定义

《中国 2 型糖尿病防治指南（2020 年版）》将 2 型糖尿病定义为：典型糖尿病症

状，加上随机血糖 ≥ 11.1mmol/L，或加上空腹血糖 ≥ 7.0mmol/L，或加上口服葡萄糖耐量试验 2 小时血糖 ≥ 11.1mmol/L，或加上糖化血红蛋白 ≥ 6.5%；无糖尿病典型症状者，需复查确认。

二、与传染病的关系

1. 糖尿病患者更容易患流感、肺炎

糖尿病患者的机体免疫功能下降，常并发呼吸道感染，尤其是肺部感染，病死率也比较高。曾经有一项对住院患者的研究显示，大约 34.2% 的糖尿病患者合并呼吸道感染，大约 10.8% 的糖尿病患者合并下呼吸道感染。糖尿病患者患流感引起严重并发症的风险是非糖尿病患者的 3.6 倍。糖尿病患者较非糖尿病患者患肺炎的风险增加 1.4 倍，有并发症的糖尿病患者患肺炎的风险是无并发症糖尿病患者的 2 倍。

2. 传染病会导致糖尿病加重

有研究表明，糖尿病患者感染流感和肺炎的住院风险是非糖尿病人群的 6 倍和 1.2～2.2 倍，死亡风险是非糖尿病人群的 2～4 倍。在流感流行季节，2 型糖尿病患者的血糖异常、肺炎和缺血性心脏病较非 2 型糖尿病患者分别增加 1.7 倍、7.4 倍

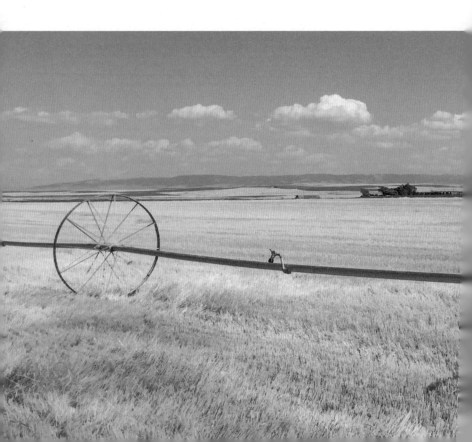

和 1.6 倍。

三、疫苗在 2 型糖尿病患者中的有效性

1. 流感疫苗

接种季节性流感疫苗可有效降低糖尿病患者的住院风险和病死率。即使是过去接种

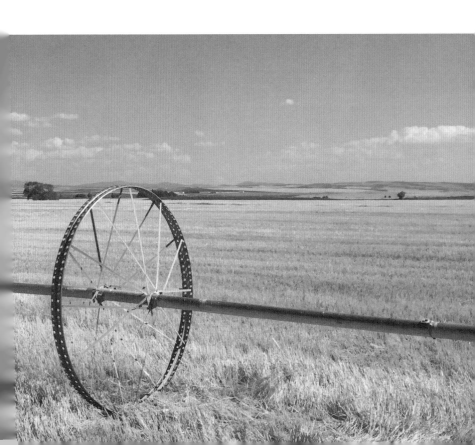

过的流感疫苗，对现在依然有一定的保护作用，可有效降低住院的可能性。

2. 肺炎疫苗

接种肺炎疫苗能有效预防呼吸道感染，降低老年糖尿病患者发生侵袭性肺炎链球菌疾病和呼吸衰竭的风险，降低抗生素使用率，减少住院次数，缩短住院时间。

四、疫苗在2型糖尿病患者中的安全性

2型糖尿病患者接种流感疫苗或肺炎疫苗后的不良反应较低，具有良好的安全性。

第三课　慢性呼吸系统疾病

一、慢性呼吸系统疾病的定义

慢性呼吸系统疾病主要病变在气管、支

气管、肺部和胸腔，发病轻者多出现咳嗽、胸痛、呼吸受影响的症状；严重者出现呼吸困难、缺氧，甚至呼吸衰竭。慢性呼吸系统疾病以慢性阻塞性肺疾病、支气管哮喘、阻塞性睡眠呼吸暂停低通气综合征、肺癌等为代表，一般具有患病率高、致残率高、病程长、治疗成本高等特点。

慢性阻塞性肺疾病是一种常见的、可预防的、可治疗的慢性呼吸系统疾病。临床表现主要为慢性咳嗽、咳痰、气短和呼吸困难、喘息或胸闷、疲劳、食欲下降等全身症状。常见并发症包括呼吸衰竭、自发性气胸和慢性肺源性心脏病。

哮喘是支气管哮喘的简称，主要特征包括气道慢性炎症、气道对多种刺激因素呈现的高反应性、多变的可逆性气流受限、随病程延长而导致一系列气道结构的改变，即气道重构。临床表现为反复发作的喘息、气急、

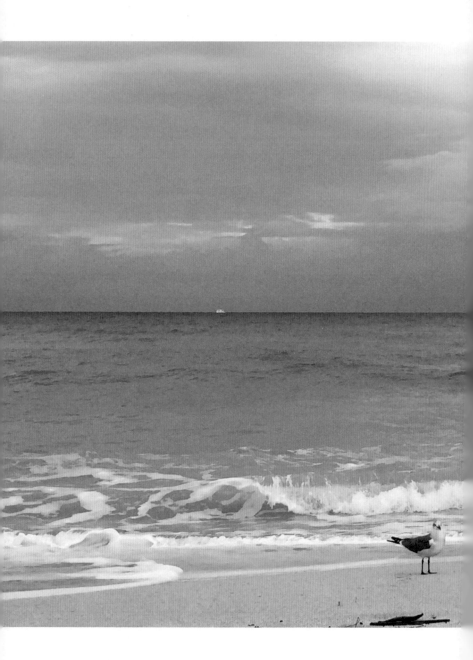

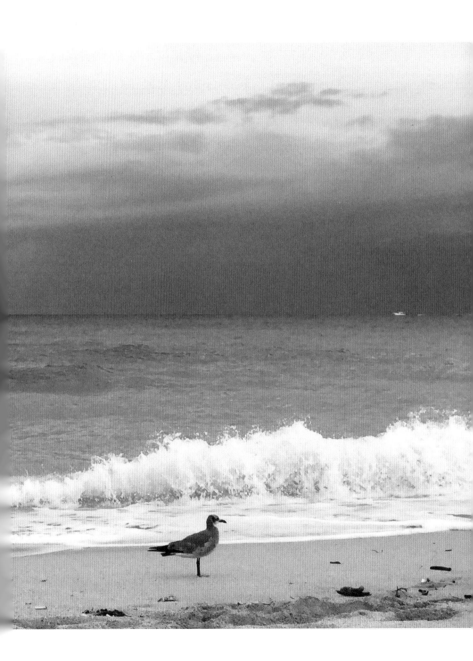

胸闷或咳嗽等症状，常在夜间和凌晨发作或加重，多数病人可自行缓解或经治疗后缓解。

二、与传染病的关系

1. 慢性阻塞性肺疾病患者更容易患流感、肺炎

慢性阻塞性肺疾病患者比普通健康人更容易患流感、肺炎等传染病。尤其是 65 岁以上患慢性阻塞性肺疾病的老年人患肺炎的风险更高，80 岁以上慢性阻塞性肺疾病患者发生肺炎的风险是普通人群的 1.9 倍。

2. 传染病会导致慢性阻塞性肺疾病急性加重

呼吸道感染是慢性阻塞性肺疾病急性加重的常见诱因，占所有慢性阻塞性肺疾病的 50%～70%，其中流感是最常见的加重原因。另外有研究表明，肺炎患者合并慢性阻塞性肺疾病进入 ICU 治疗和需要无

创性机械通气（如呼吸机）的风险很高，是不合并慢性阻塞性肺疾病患者的 1.4 倍和 18.6 倍。

三、疫苗在慢性呼吸系统疾病患者中的有效性

1. 流感疫苗

接种流感疫苗能减少慢性阻塞性肺疾病的发病次数，减少流感引起的住院和门诊就诊。老年慢性阻塞性肺疾病患者在接种流感疫苗后可显著降低肺病的发病次数，减少肺病引起的住院时间和次数。

2. 肺炎疫苗

接种肺炎疫苗可显著降低慢性阻塞性肺疾病患者症状急性加重的危险，并减少肺炎的发生。

四、疫苗在慢性呼吸系统疾病患者中的安全性

流感疫苗及肺炎疫苗在慢性呼吸系统疾病患者中均具有较好的安全性。有研究显示，慢性阻塞性肺疾病患者在接种流感疫苗以局部反应居多，主要表现为红肿、硬结，且一般2天左右自行消退。

第四课 免疫功能低下疾病

一、免疫功能低下的定义

免疫功能低下是由遗传因素和环境因素共同引起的，可对人体组织和器官造成损害的一大类疾病。引起免疫功能低下的常见原因包括：免疫系统遗传缺陷或先天性发育不全，免疫抑制性疾病（如器官移植），衰老、营养不良和中性粒细胞减少，应用抗肿

瘤细胞药物（如嘌呤类似物），以及病毒感染等。

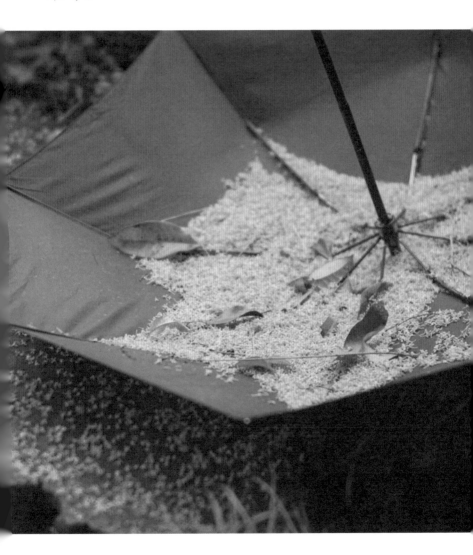

免疫功能低下可分为原发性免疫缺陷和继发性免疫缺陷。原发性免疫缺陷包括抗体缺陷和免疫失调疾病，吞噬细胞数量不足、功能降低或两者兼有的先天性免疫缺陷疾病、自身炎症性疾病以及补体缺乏疾病等。继发性免疫缺陷是在出生后的环境因素或其他原发性疾病引起的免疫功能低下疾病，包括 HIV 感染、血液系统恶性肿瘤、恶性实体瘤、造血干细胞移植受者、实体器官移植、自身免疫和系统性炎症性疾病（如风湿病、多发性硬化症、炎症性肠病）的免疫抑制／免疫调节治疗的异质人群，糖尿病、肾病、心脏病、肝病、肺部疾病和获得性补体缺乏症等慢性疾病。

二、免疫功能低下人群的传染病患病情况

相对于免疫功能正常的人群，免疫功能低下人群流感 ICU 入院率更高，病死率更高。免疫功能低下人群发生带状疱疹者比未发生者住院次数增多，住院时间延长，门诊次数增多。虽然免疫功能低下人群只占全人群的少数，但其导致的带状疱疹疾病负担更高。

免疫功能低下人群独特的免疫反应可能为新冠病毒进化为超级毒株创造机会，从而成为新冠病毒变异的"健身房"，比如国外科学家通过对一名感染新冠病毒长达 318 天的免疫功能低下的癌症患者进行分析，发现病毒在患者体内不断变异，最终积累了 40 个突变，影响了 26 个病毒基因中的 18 个。相对于免疫功能正常者，免疫功能低下人群新冠感染病死率更高，例如在我国，对

44 672 例新冠感染确诊病例的研究发现，癌症人群的新冠病死率比对照组高出 1.93 倍。

三、疫苗在免疫功能低下人群中的有效性

世界卫生组织在《2011—2020 全球疫苗行动计划》中指出，免疫功能低下人群应接种疫苗以预防传染病。美国疾病控制预防中心免疫实践咨询委员会（ACIP）建议全身性恶性肿瘤、移植、免疫抑制或放射治疗者接种肺炎球菌和带状疱疹疫苗。美国疾病控制预防中心免疫实践咨询委员会和我国相关的技术指南均建议免疫功能低下人群优先接种肺炎球菌疫苗、流感疫苗和带状疱疹疫苗。与正常人相比，免疫功能低下人群的免疫效果往往取决于免疫抑制的程度，如重组带状疱疹疫苗对该人群的保护效果为 64%，低于普通人群。

　　免疫功能低下人群接种疫苗是一个复杂的问题，一般来说不能接种减毒活疫苗，否则可能会导致严重的不良反应，具体应咨询当地社区卫生服务中心或疾控中心。

老年人及慢性病人疫苗接种建议文件

老年人及慢性病患者因为免疫系统功能较弱，容易感染细菌、病毒，且一旦得病后果往往会严重，所以国内外政府部门和专业机构都推荐老年人及慢性病患者接种疫苗。

一、流感疫苗

1. 《关于全面加强老年健康服务工作的通知》国卫老龄发〔2021〕45号

2021年国家老龄健康司发布的《关于全面加强老年健康服务工作的通知》中明确写明，医疗卫生机构要按照传染病防控部署，及时为老年人接种相关疫苗。有条件的地方做好流感、肺炎等疫苗接种，减少老年人罹患相关疾病风险。

2. 《中国流感疫苗预防接种技术指南》

我国历年的《中国流感疫苗预防接种技术指南》中均推荐 60 岁及以上老年人、慢性病患者优先接种流感疫苗。

指南中写明，60 岁及以上的居家老年人患流感后死亡风险最高，也是新冠感染后重症和病死的高危人群。虽然较多证据表明，现有流感疫苗在老年人中的效果不如年轻人，但疫苗接种仍是目前降低老年人罹患流感的有效手段。

心血管疾病（单纯高血压除外）、慢性呼吸系统疾病、肝肾功能不全、血液病、神经系统疾病、神经肌肉功能障碍、代谢性疾病（包括糖尿病）等慢性病患者、患有免疫抑制疾病或免疫功能低下者，患流感后出现重症的风险很高，应优先接种流感疫苗。

二、肺炎疫苗

1.《健康中国行动（2019—2030年）》

2019年7月，健康中国行动推进委员会制定印发了《健康中国行动（2019—2030年）》，明确提出建议慢性呼吸系统疾病患者和老年人等高危人群主动接种流感疫苗和肺炎球菌疫苗。

2.《老年人流感和肺炎链球菌疫苗接种中国专家建议》

由老年人流感和肺炎链球菌疫苗接种中国专家建议协作组、中华医学会老年医学分会共同撰写的《老年人流感和肺炎链球菌疫苗接种中国专家建议》明确写明，推荐老年人接种流感疫苗和23价肺炎疫苗。

三、带状疱疹疫苗

1. 《老年失能预防核心信息》

2019年国家卫生健康委办公厅发布《老年失能预防核心信息》中，建议老年人定期注射肺炎球菌疫苗和带状疱疹疫苗，流感流行季前在医生的指导下接种流感疫苗。

2. 《带状疱疹疫苗预防接种专家共识》

由中国医疗保健国际交流促进会皮肤科分会、中华医学会皮肤性病学分会老年性皮肤病研究中心共同撰写的《带状疱疹疫苗预防接种专家共识》中明确写明，推荐年龄在50岁及以上且免疫功能正常的人群（无论个体是否有水痘感染史或接种水痘疫苗）接种带状疱疹疫苗。

3. 美国疾病控制和预防中心免疫接种实践咨询委员会（ACIP）

慢性肾功能衰竭、糖尿病、类风湿关节炎、慢性肺病和肿瘤等基础疾病是发生带状疱疹和带状疱疹后神经痛的重要危险因素，因此患有基础疾病的老年人在病情稳定时推荐接种带状疱疹疫苗。

四、新冠病毒疫苗

1. 国务院联防联控机制关于老年人新冠病毒疫苗接种问答

国务院联防联控机制于 2021 年 11 月 30 日召开新闻发布会，在关于老年人新冠病毒疫苗接种的问题上表示，老年人大多有基础疾病，从目前全球情况来看，一旦发生感染，发生重症、死亡的风险是远远高于年轻人和儿童的。目前各国统计的新冠患者，平均死亡年龄在 70 岁以上。通过两年来对新冠病毒研究发现，老年人接种新冠病毒疫苗后产生的中和抗体水平是低于年轻人的，而且所有的人群在接种新冠病毒疫苗后，随着时间的推移，中和抗体水平也会出现一定程度的下降。老年人接种不管是一针也好、两针也好，抗体水平下降得还是比较快的。另外保护效力随着时间的延长也在降低，和其他成人相比，下降幅度要更大一些。另外，老年人是重症和死亡高风险人群。在此，不仅要呼吁老年朋友们加快疫苗的接种，还要呼吁老年朋友们适时尽快接种加强针。

2.《新冠病毒疫苗接种技术指南（第一版）》

我国《新冠病毒疫苗接种技术指南（第一版）》内容中明确指出，慢性病人群为感染新冠病毒后的重症、死亡高风险人群。健康状况稳定，药物控制良好的慢性病人群不作为新冠病毒疫苗接种禁忌人群，建议接种。

五、老年人及慢性基础性疾病患者接种注意事项

尽管很多专业机构会推荐老年人及慢性基础性疾病患者接种疫苗，但每个人的身体情况不同，疾病患病情况、发病情况也不同，所以老年朋友们在接种疫苗前还是需要对自身健康状况进行评估，并将自身的健康情况、用药情况、手术情况等如实告知接种医生，由医生来判断是否适合接种疫苗。

55检